Ilse Strempel

Keine Angst **vor Grünem Star**

Ein Buch für Patienten: Ursachen – Hintergründe – Begleittherapie

mit Entspannungs-CD

4., bearbeitete Auflage

NATURHEILKUNDE FUNDIERT

Ilse Strempel

Keine Angst vor Grünem Star

Ein Buch für Patienten: Ursachen – Hintergründe – Begleittherapie

mit Entspannungs-CD

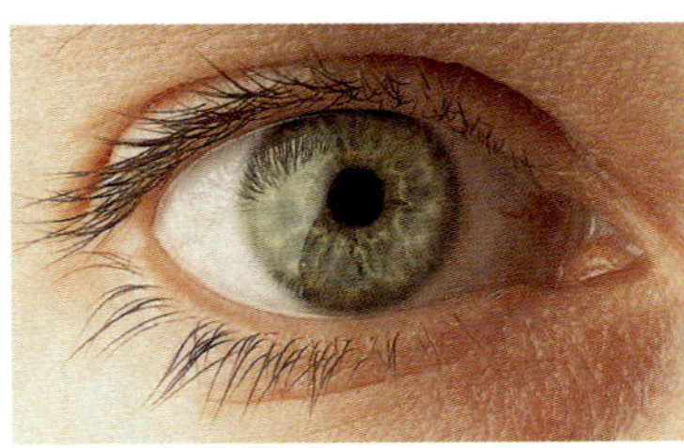

4., bearbeitete Auflage

KVC | VERLAG

KVC Verlag
Am Deimelsberg 36
45276 Essen
Tel.: (0201) 56 305 0
Fax: (0201) 56 305 30
www.kvc-verlag.de

Ilse Strempel
Keine Angst vor Grünem Star
Ein Buch für Patienten: Ursachen – Hintergründe – Begleittherapie
mit Entspannungs-CD

Wichtiger Hinweis: Für Angaben über Dosierungsanweisungen und Applikationsformen kann vom Verlag keine Gewähr übernommen werden. Jeder Benutzer ist angehalten, durch sorgfältige Prüfung der Beipackzettel und gegebenenfalls nach Konsultation eines Spezialisten festzustellen, ob die Empfehlung für Dosierungen oder die Beachtung von Kontraindikationen gegenüber der Angabe in diesem Buch abweicht. Jede Dosierung oder Applikation erfolgt auf eigene Gefahr des Benutzers. Geschützte Warennamen (Warenzeichen) werden nicht immer besonders kenntlich gemacht. Aus dem Fehlen eines solchen Hinweises kann also nicht auf einen freien Warennamen geschlossen werden.

ISBN 978-3-86864-030-4

4., bearbeitete Auflage 2013

Gestaltung: eye-d Designbüro, Essen
Druck: Margreff Druck, Essen

ClimatePartner°
klimaneutral
Druck | ID: 53214-1212-1001

Vorbemerkung

Das vorliegende Buch wurde für Laien geschrieben und möchte für jeden verständlich und lesbar sein. Es wird deshalb bewusst in der Literaturaufstellung auf die Angabe wissenschaftlicher Publikationen, die ein Spezialwissen erfordern, verzichtet. Einzelne Literaturstellen können bei Bedarf bei der Autorin angefragt werden.

Im Anhang werden einige Bücher erwähnt, auf die sich die Inhalte der Kapitel beziehen und die auch zur Vertiefung und für weitere Anregungen gedacht sind. Die Auswahl der genannten Bücher ist unvollständig und deckt selbstverständlich nicht das zu diesem Thema mögliche Spektrum aller Bücher ab. Die Auswahl unterliegt also subjektiven Kriterien und der Überlegung: Welche Literatur kann den Patienten in ihrer jeweiligen Situation noch weiterhelfen?

Wir haben uns bemüht, schwierige Fachbegriffe im Text zu erklären. Ein eigenes Wörterbuch im Anhang soll Ihnen zusätzlich helfen, sich zurecht zu finden.

Zum Aufbau des Buches: In Teil I und II finden Sie allgemeine Informationen zum Auge, zum Krankheitsbild des Grünen Stars, zur Diagnosestellung und Therapie. Teil III handelt von den Entspannungsmethoden, die als Begleittherapie bei Grünem Star mit Erfolg eingesetzt werden. Bitte lesen Sie die ersten Kapitel aufmerksam. Denn ohne diese Informationen wird es Ihnen schwer fallen, die Entspannungsmethoden und die Übungen auf der CD zu verstehen.

Glaukom ist ein sehr umfassendes Krankheitsbild, und ich werde von meinen Patienten immer wieder nach Details gefragt, die für viele Leser vielleicht nicht so interessant und verstehbar sind. Ich habe daher in Teil IV dieses Buches für besonders interessierte Leserinnen und Leser weiterführende Informationen zu Krankheitsentstehung, zu verschiedenen Therapieformen und zu den Einflussmöglichkeiten des Gehirns auf die Augen dargestellt.

Eine Anmerkung zur Verwendung männlicher und weiblicher Formen: Wir leben im Zeitalter zunehmender geschlechtlicher Gleichberechtigung, und viele neue Bücher nehmen darauf Rücksicht, indem sie grundsätzlich männliche und weibliche Formen (z. B. Patient/Patientin) gleichzeitig gebrauchen.

Verzeihen Sie, liebe Leserin und lieber Leser, wenn ich aus Gründen besserer Lesbarkeit des Textes die alte (patriarchalisch geprägte) Variante bevorzuge und die maskuline Form wähle. Die Frauen mögen sich bitte gleichermaßen repräsentiert und angesprochen fühlen – nicht zuletzt durch die Tatsache, dass Autorin und Verlegerin Frauen sind.

Vorwort zur 4. Auflage

Liebe Leserinnen, liebe Leser – einige Jahre sind vergangen, und wieder ist eine Neuauflage erforderlich geworden. Diese gibt uns die gute Gelegenheit, neue Erkenntnisse zum Glaukom einzubringen, so dass der Text an einigen Stellen geändert – d.h. in der Regel ergänzt – wurde.

Der Titel *Keine Angst vor Grünem Star* wurde bewusst gewählt, sollte er doch den Betroffenen die Angst nehmen und durch Aufklärung helfen, sich eigenverantwortlich mit der Krankheit zu befassen und ein zusätzliches Therapieangebot (CD) im Sinne von Komplementärmedizin zu nutzen.

Der Buchtitel birgt aber auch eine gewisse Gefahr, nämlich das Glaukom zu unterschätzen. So beobachten wir in unserer Spezialsprechstunde „Glaukom“ (Universitäts-Augenklinik Marburg) immer wieder, dass in Einzelfällen die Erkrankung doch bis zur Erblindung fortgeschritten ist oder die weitere Verschlechterung nicht aufgehalten werden kann. Das kommt nur dann vor, wenn die Diagnose zu spät gestellt wurde oder alle Therapiemaßnahmen nicht gegriffen haben. In der Regel betrifft es Patienten mit dem so genannten Normaldruckglaukom, denn bei dieser Variante bleibt das Glaukom oft unentdeckt. Es ist die gestörte Durchblutung der Sehnerven, die als hauptschädigender Faktor zur allmählichen Erblindung führen kann. Da die Gefäßwände durch Arteriosklerose, Diabetes, das Alter, Blutdruckschwankungen etc. häufig so verändert sind, dass sie auf durchblutungsfördernde Maßnahmen nicht mehr reagieren können, kommt es zu einer Sauerstoffmangelsituation der Augen und der Sehnerven mit entsprechenden Konsequenzen. In Einzelfällen kann es trotz optimaler Therapie der Augen und der übrigen Erkrankungen des Körpers zur schleichenden Erblindung kommen. Es heißt also immer: „aufgepasst".

Ein weiteres ist herauszustellen: In zunehmendem Maße hat sich in letzter Zeit herauskristallisiert, dass man bei der Therapie des Glaukoms drei Strategien verfolgen und unbedingt kombinieren muss, um Spätschäden zu vermeiden:

1. Der individuelle „Zieldruck" des Patienten muss (mit Augentropfen oder operativ) unbedingt erreicht werden (→ S. 45).
2. Die Durchblutung des Auges muss soweit wie möglich verbessert werden (→ Kapitel 5).
3. Der Sehnerv soll geschützt werden.

Im Therapieteil wird auf diese Erfordernisse eingegangen.

Dankenswerterweise setzt sich in zunehmendem Maße auch die Erkenntnis durch, dass das Glaukom eine ganzheitliche Erkrankung des Menschen ist. Was heißt das? Es bedeutet nicht nur, dass es sich um ein chronisches körperlich-seelisches Augenleiden handelt, sondern dass auch Begleiterkrankungen sorgfältig mitüberwacht und behandelt werden müssen. Dazu gehört u. a. die 24 Stunden-Blutdruckmessung, weil auch eine gestörte Blutdruckregulation die Durchblutung des Auges sehr stark beeinträchtigt, was bei Glaukompatienten großen Schaden anrichten kann. Aber auch andere Erkrankungen sind von eminenter Wichtigkeit, da sie Einfluss auf das Fortschreiten des Glaukoms haben. Dies erfordert vom Augenarzt zunehmend eine Kooperation mit dem behandelnden Hausarzt oder Internisten, um zusammen mit dem Patienten einen individuellen Behandlungsplan zu erarbeiten. Nur wenn in diesem Team alle Beteiligten optimal kooperieren, kann man weiterhin sagen: Keine Angst vor Grünem Star!

Anhang

Einleitung

Grüner Star – Was ist das eigentlich?

In unseren Breiten haben die meisten Menschen zwar schon davon gehört, dass man am Auge einen „Star" haben kann, wissen wohl auch, dass es einen „grünen" und einen „grauen" Star gibt, können sie aber oft nicht voneinander unterscheiden.

Einer von beiden soll doch so gefährlich sein, nicht wahr? Und wenn ein Augenarzt dem Patienten, der vielleicht nur wegen einer neuen Brille gekommen ist, eröffnet: „Sie haben ein Glaukom, einen Grünen Star", dann kommt oft die angstvolle Frage: „Ist das der gefährliche, an dem man blind werden kann?" Und die Bestätigung des Arztes ruft in der Regel einen Schock hervor. Erblindungsängste, die wohl jeder von uns kennt, werden aktiviert. Während der Graue Star, in der Fachsprache „Katarakt" genannt, eine Trübung der Augenlinse ist, die heutzutage ambulant operativ und fast mühelos beseitigt wird, stellt der Grüne Star tatsächlich eine Herausforderung für den Patienten dar. Der Augenarzt erklärt in der Regel, dass der Grüne Star, Glaukom genannt, eine Erhöhung des Augeninnendruckes ist. Das – so sagt er – erfordert eine tägliche Anwendung von Augentropfen zur Drucksenkung sowie regelmäßige augenärztliche Kontrollen mit Augeninnendruckmessung, Gesichtsfeldüberprüfung und Augenhintergrundspiegelung. Das Rezept wird ausgestellt, ein Kontrolltermin vereinbart und der Patient steht wieder draußen vor der Tür, oft verunsichert und alleingelassen. Angst steigt in ihm hoch.

Und nun dieses Buch: Keine Angst vor Grünem Star! Wie? Keine Angst vor Grünem Star? Muss man denn nicht erblinden? Aber die Statistiken zeigen doch, dass immer noch viele Menschen an den Folgen eines Grünen Stars blind geworden sind. Glaukom ist schließlich die dritthäufigste Erblindungsursache weltweit.

Diese Statistiken stimmen, gelten aber vor allem für die nichtindustrialisierten, unterentwickelten Länder und sind dort oft Folge von Erkrankungen (z. B. Infektionen), von Unternährung, fehlenden Medikamenten oder fehlenden diagnostischen und therapeutischen Möglichkeiten. Bei uns ist die Situation deutlich anders, und das hat viele Gründe. So bemüht sich die Initiativgruppe „Glaukom" der deutschen Augenärzte um breite Aufklärung der Bevölkerung durch Werbekampagnen und um die Möglichkeit für frühzeitige Vorsorgeuntersuchungen, d. h. von den Kassen bezahlte Augenuntersuchungen mit Augeninnendruckmessung. Diese werden zur Zeit unverständlicherweise nur als IGeL (Individuelle Gesundheitsleistungen, d. h. Selbstzahler-Leistungen) angeboten. Die Pharmaindustrie investiert sehr viel Geld in die Forschung für neue Medikamente, die sowohl den Augeninnendruck senken als auch den Sehnerv schützen. Die Augenoperateure entwickeln verbesserte Operationstechniken für Patienten, bei denen die Therapie mit Augentropfen nicht ausreicht.

Insgesamt zeigen die neuen Forschungsergebnisse auch, dass Glaukom meistens keine alleinige Augenerkrankung ist, sondern im Zusammenhang mit anderen körperlich-seelischen Veränderungen zu sehen ist. Man geht inzwischen davon aus, dass ca. 70–90 % aller Glaukompatienten nicht nur augenkrank sind. Am häufigsten sind zusätzlich Veränderungen im Stoffwechsel und im Herz-Kreislauf-System zu finden. Wichtig ist dann die Mitbehandlung der anderen Krankheiten, weil dies großen Einfluss auf den Verlauf des Glaukoms hat. So ist es z. B. nicht ausreichend, nur den Augendruck zu senken, wenn nicht gleichzeitig die Blutdrucksituation geklärt ist. Besonders wichtig sind Allgemeinmaßnahmen bei Glaukompatienten, die gleichzeitig am so genannten „vasospastischen Syndrom" leiden. Das sind Menschen mit kalten Händen und Füßen, mit vermindertem Durst und anderen Symptomen (→ Kapitel 6). Diese Patienten könnten unter Umständen trotz niedrig eingestelltem Augeninnendruck einer allmählichen Erblindung entgegengehen. Mit wenigen Zusatzmaßnahmen kann dieser Verlauf aber in der Regel aufgehalten werden.

Auf die wichtigsten Aspekte des Krankheitsbildes Glaukom möchte dieses Buch eingehen und den Betroffenen Antworten auf viele Fragen geben.

Man sollte nicht vergessen, dass man trotz der rasanten Entwicklung und neuer Forschungsmöglichkeiten, die viele Erkenntnisse über das Glaukom gebracht haben, noch weit davon entfernt ist zu wissen, was Glaukom wirklich ist. Selbst wenn man viele Aspekte des Glaukoms zu kennen meint, ist ein umfassendes Verständnis dieser Erkrankung noch nicht in Sicht. Erscheint auch manchmal der eine oder andere Aspekt geklärt oder erklärbar, so tauchen zugleich unzählige neue Fragen auf.

Ein besonderes Anliegen dieses Buches ist es, die Patienten aufzurufen, sich in Eigenverantwortlichkeit mit ihrer Krankheit „Grüner Star" auseinander zu setzen.

Krankheit ist immer Ausdruck einer gestörten körperlich-seelischen Harmonie, und man sollte bei der Therapie nicht nur die körperlichen Aspekte bedenken, sondern den seelischen Hintergrund erkunden und die Psyche mit in die Behandlung einbeziehen. Wenn die in der Regel notwendigen schulmedizinischen Therapien für das Auge und den übrigen Körper durch andere Methoden ergänzt werden, wie wir sie in diesem Buch darstellen, so gibt es begründete Hoffnung, eine Erblindung in den meisten Fällen verhindern zu können.

Ich selbst lege besonderen Wert auf die Anwendung von Entspannungsmethoden als Begleittherapie. Auch für die Behandlung anderer Augenerkrankungen halte ich diese Verfahren für sinnvoll.

Ich habe mit meiner Arbeitsgruppe vor etwa 25 Jahren begonnen, Glaukompatienten mit dem Autogenen Training (AT) vertraut zu machen. In verschiedenen wissenschaftlichen Versuchsanordnungen konnten wir die Wirksamkeit dieser Methode beweisen.

Ilse Strempel: Autogenes Training und andere Entspannungsmethoden in der Augenheilkunde dargestellt am Beispiel des Glaukoms. Heidelberg: Dr. R. Kaden Verlag 2007

Die Beobachtung, dass manche Patienten nicht in der Lage sind, Autogenes Training zu erlernen, ließ mich nach anderen therapeutischen Möglichkeiten suchen. So entstand das Hypnose-Forschungsprojekt. Wir stellten fest, dass eine über Hypnose erfolgte Entspannung dieselben Effekte wie Autogenes Training hat, aber besonders auf das Unterbewusstsein wirkt.

Schließlich entdeckte ich dann die Möglichkeiten der Musikmedizin. Der Marburger Arzt und Chronobiologe Prof. G. Hildebrandt †, den ich persönlich sehr gut kannte, war aufgrund seiner Forschungsergebnisse der Auffassung, dass Gesundheit einem in Harmonie schwingenden biologischen System mit harmonischen Biorhythmen entspricht. Krankheit geht immer mit einer Störung dieser Abläufe einher. In der Augenheilkunde konnte dies bereits für Glaukomaugen bestätigt werden. Hier ist z. B. der normale Tagesgang des Augeninnendruckes und der Durchblutung gestört. In einem gesunden Körper aber schwingen alle Teile, von den größten Organen bis zu den kleinsten Zellen, in Harmonie, wie ein großes Orchester in wunderbarer Sinfonie. Ist aber der Dirigent (die Seele) in schlechter Verfassung, gerät das Orchesterspiel (die Körperfunktionen) durcheinander und fängt an, disharmonisch zu werden. Kann die Ordnung, aus welchen Gründen auch immer, nicht wieder hergestellt werden, entsteht Krankheit. Dann mag es zwar, um in diesem Orchesterbild zu bleiben, sinnvoll sein, den einen oder anderen Spieler auszutauschen, solange man aber nicht an den Dirigenten denkt, wird das Orchester verstimmt und unkoordiniert bleiben und keine normalen Leistungen hervorbringen können.

Die wissenschaftliche Musikmedizin weist nun nach, dass Musiktherapie in der Lage ist, durch die harmonische Stimulierung des Gehirns den Körper zur Harmonie und damit zur Gesundheit zurückzuleiten und Heilungsprozesse zu fördern.

Deshalb wird in diesem Buch besonderer Wert auf die Darstellung und Bedeutung der Musikmedizin gelegt. Ich selbst arbeitete mit dem Medium Musik begleitend therapeutisch, und die Wirksamkeit der beiliegenden CD konnte von uns in mehreren Forschungsstudien bewiesen werden.

Entspannungsmethoden sind ein wichtiger komplementärer therapeutischer Baustein im Puzzle der Behandlungsstrategien. Sie haben jedoch in der Augenheilkunde einen bisher unterschätzten Stellenwert.

Ich hoffe, dass mit dem vorliegenden Buch nicht nur Ihre Augenprobleme beeinflusst werden, sondern dass Sie auch angeregt werden, mit und an sich selbst zu arbeiten und – wenn möglich – in diesem Sinne eine Bewusstseinsänderung herbeizuführen. Denn erst dann kann der Weg zur Gesundung gefunden werden, der ein Weg zum Heil sein möge. Heil, d. h. „Ganzheit", d. h. Harmonie von Körper, Seele und Geist, ist natürlich ein Idealziel, das wir auf der menschlichen Ebene immer nur anstreben können.

Heilen durch die Sinne ist ein Anliegen dieses Buches. Es will außerdem die Bedeutung der Glaukomerkrankung unterstreichen, die ergänzenden Therapiemöglichkeiten vorstellen, Entspannung anbieten, und die Angst vor Erblindung relativieren.

Also: Keine Angst vor Grünem Star!

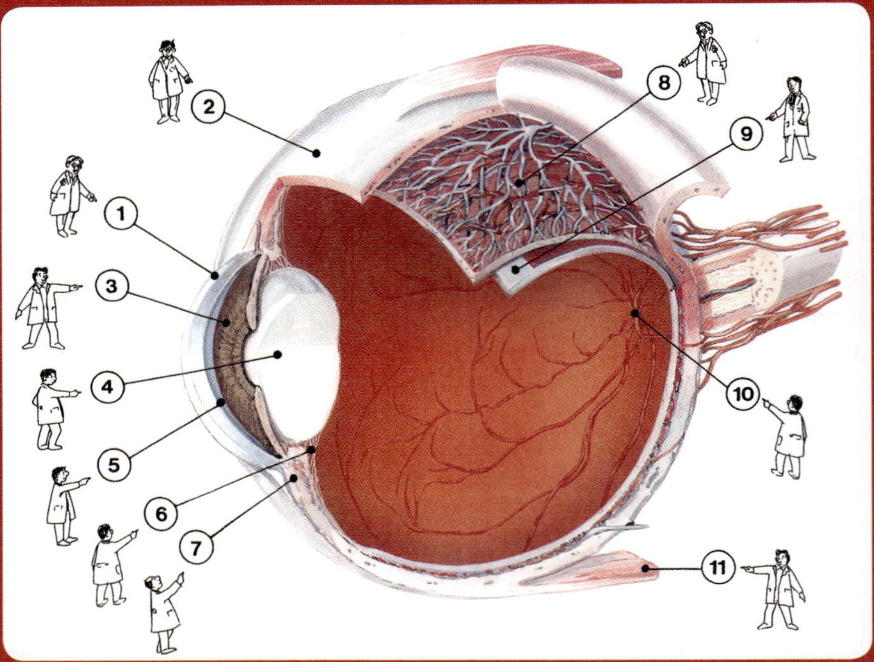

Abb. 1: Aufbau des Auges

1. *Hornhaut*
2. *Lederhaut*
3. *Regenbogenhaut bzw. Iris*
4. *Linse*
5. *Vordere Augenkammer*
6. *Zonulafasern*
7. *Ziliarkörper*
8. *Aderhaut oder Gefäßhaut*
9. *Netzhaut*
10. *Sehnervenscheibe*
11. *Äußere Augenmuskeln*

Teil I: Das Auge

Kapitel 1: Aufbau und Funktion des Auges

1. Hornhaut

Die Hornhaut ist ein durchsichtiges uhrglasdeckelähnliches, leicht gewölbtes Gewebe. Sie muss stets klar sein, damit die Lichtstrahlen in das Auge gelangen können. Am Hornhautrand geht sie in die Lederhaut über.

2. Lederhaut

Die Lederhaut ist weiß und derb wie Leder. Sie ist das Stützgewebe des Auges und sorgt für die runde Form (englisch: *eye-**ball***).

3. Regenbogenhaut (Iris)

Die meisten Menschen dieser Erde haben braune Augen. Nur bei hellhäutigen Menschen können sie auch blau oder mischfarbig sein. Die Iris wirkt wie die Lochblende einer Kamera und reguliert durch die Weite ihrer Öffnung, der Pupille, wie viel Licht in das Auge fallen soll. Sie gehört auch zu der mittleren Schicht der Augapfelhüllen, der Gefäßhaut (8). Eine Entzündung der Iris wird Iritis genannt.

4. Linse

Die Linse ist sozusagen die Lupe im Auge. Sie bündelt die einfallenden Lichtstrahlen, so dass auf der Netzhaut (9) ein scharfes Bild entstehen kann.

Je nachdem, ob sie ein fern- oder nahegelegenes Objekt abbilden soll, kann sie dicker oder dünner werden. Dies wird durch die Zonulafasern (6) und den Ziliarkörper (7) geregelt.

Ab dem 40. Lebensjahr verliert die Linse aber zunehmend ihre jugendliche Elastizität. Im Laufe des Lebens hat sie immer neue Linsenfasern gebildet und ist und nun so dick geworden, dass ihre Beweglichkeit nachlässt: Sie wird allmählich starr und kann sich nicht mehr so gut abflachen (für den Blick in die Ferne) oder verdicken (für den Blick in die Nähe). Die Altersweitsichtigkeit beginnt. Wenn die Linse sich trübt, entsteht ein so genannter Grauer Star.

5. Vordere Augenkammer

Die vordere Augenkammer ist ein anatomischer Raum, der nach vorne von der Hornhaut (1) und nach hinten von der Regenbogenhaut (3) und einem Teil der Linsenvorderfläche begrenzt wird. Die Tiefe dieses Raumes kann variabel sein und ist beim Krankheitsbild des Grünen Stars wichtig (so genanntes Weit- bzw. Engwinkelglaukom).

6. Zonulafasern

Die Zonulafasern sind der Aufhängeapparat der Linse. Sie gehen vom Ziliarkörper aus und verändern durch ihren Zug an der Linse die Linsendicke, d.h. die Brechkraft der Linse und somit die Nah- und Ferneinstellung.

7. Ziliarkörper, auch Strahlenkranz genannt

Der Ziliarkörper hat zwei Hauptfunktionen. Sein innerer Anteil ist ein Muskel. Über sein Zusammenziehen oder Erschlaffen regelt er mit Hilfe der feinen Zonulafasern (6) die Brechkraft der Linse. Er ist aber auch eine Drüse. Seine zum Augeninneren hin gerichtete Zellschicht bildet durch aktive Produktion das so genannte Kammerwasser (inneres Augenwasser). Dieses ist wichtig zur Ernährung des Auges sowie zur Regulation des Augeninnendruckes.

8. Aderhaut oder Gefäßhaut

Als mittlere Augapfelhülle ist die Aderhaut nach außen geschützt durch die Lederhaut (2). Innen liegt ihr die Netzhaut (9) auf. Mit ihrem reichen Gefäßnetz sorgt sie für die Durchblutung und Ernährung des Organs. Sie ist das am stärksten durchblutete Gewebe des Körpers.

9. Netzhaut (Retina)

Die Netzhaut ist wie ein dünnes Cellophanhäutchen und hat sich entwicklungsgeschichtlich aus dem Gehirn in das Auge verlagert. Hier werden die Lichtstrahlen mit Hilfe biochemischer Prozesse in elektrische Impulse umgewandelt und über den Sehnerv zum Gehirn geleitet. Auch der

Sehnerv ist somit kein richtiger Nerv, sondern entspricht einem Hirnteil, d. h. einer Gehirnbahn. Die funktionell wichtigste Stelle ist die Netzhautmitte, die so genannte Stelle des schärfsten Sehens (Makula).

10. Sehnervenscheibe

Nur ein Teil des Sehnervs ist im Augeninneren sichtbar: die Sehnervenscheibe. Arterien und Venen der Netzhaut verzweigen sich von hier aus.

11. Äußere Augenmuskeln

Jedes Auge hat sechs Muskeln, und zwar vier gerade und zwei so genannte schräge Augenmuskeln, die alle an der Lederhaut ansetzen. Sie regeln die Blickbewegungen des Auges.

Der Hohlraum des Auges ist von einer gallertigen Masse, dem so genannten Glaskörper ausgefüllt. Er ist bei Jugendlichen glasklar und elastisch wie ein kleines Gummibällchen. Im Alter oder bei Kurzsichtigkeit bzw. Krankheit löst er sich oft ein wenig auf, fällt in sich zusammen und hat kleine Bindegewebselemente und Trübungen. Diese kann man selbst beobachten, wenn man auf eine helle Fläche schaut und „fliegende Mücken" sieht. Sie sind in der Regel harmlos.

! Das Wichtigste in Kürze:

Das Auge ist ein komplexes Gebilde, das aus zahlreichen einzelnen Teilen zusammengesetzt ist. Bitte versuchen Sie, sich Aufbau und Funktion gut einzuprägen. Für das Verständnis Ihres Krankheitsbildes und die späteren Vorstellungsübungen sind sie sehr wichtig.

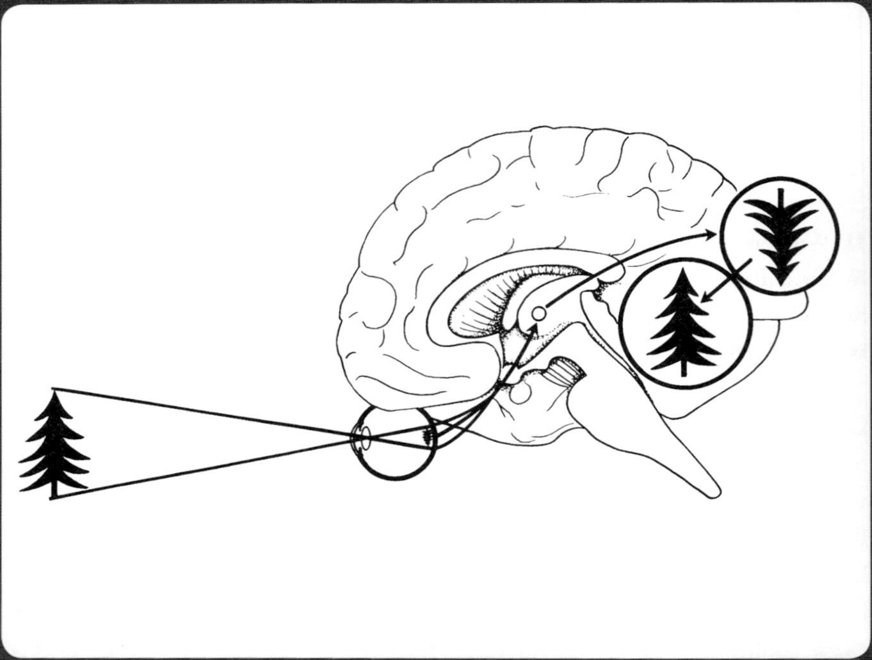

Abb. 2: Wie sieht man einen Baum?
Der Baum steht in der Landschaft. Wenn das Auge einen Blick auf ihn wirft, entsteht auf der Netzhaut ein Bild, das auf dem Kopf steht. Die Netzhaut wandelt das einfallende Licht in elektrische Impulse um und leitet das Bild zur Sehrinde. Dort wird es wieder aufrecht gesehen.

Kapitel 2: Wie entsteht ein Bild, wenn wir sehen?

Worum es in diesem Kapitel geht:

- Weg des Lichts zum Gehirn
- Verschiedene Schaltstationen
- Netzhaut als zentrales lichtaufnehmendes Organ
- **Das Wichtigste in Kürze**

Beim Betrachten eines Gegenstandes, z. B. eines Baumes, werden die vom Gegenstand ausgehenden Lichtstrahlen durch die klare Hornhaut zur Linse geleitet. Dort werden die Strahlen gebündelt und fallen dann auf die Netzhaut, möglichst auf die Makula, d. h. die Stelle des schärfsten Sehens. Rein physikalisch steht das Bild dort aber auf dem Kopf.

Die Netzhaut wandelt das Licht dann in elektrische Impulse um. Diese Impulse werden über die Sehnerven zum Gehirn, genauer zur Sehrinde (*visueller Kortex*), geleitet. Der Weg der Sehnerven zum Gehirn wird als Sehbahn bezeichnet. Der genaue Verlauf der Sehbahn ist in Abbildung 3 dargestellt.

Auf dem Weg zum Gehirn durchläuft die Sehbahn verschiedene Schaltstationen. Die Sehnerven kommen aus den Augenhöhlen und treffen sich zunächst in der so genannten Sehnervenkreuzung (*Chiasma*). Dabei überkreuzt sich ein Teil der Sehnervenfasern. Ab dieser Kreuzung heißt die Sehbahn *tractus opticus*. Jede Seite enthält dabei Sehnervenfasern von beiden Augen.

Die nächste Hauptumschaltstelle ist das so genannte Seitenknie (*Corpus geniculatum laterale*). Von dort werden die Impulse zur Sehrinde im Gehirn geleitet. Erst dort entsteht das Abbild des Gegenstandes, z. B. des Baumes, und es wird vom Gehirn wieder „auf die Füße“ gestellt. Wie es das Gehirn schafft, den Baum wieder in die Landschaft zu stellen, also in den Bereich außerhalb des Gehirns, kann bisher nicht ausreichend erklärt werden.

Ist die Sehrinde defekt (z. B. durch Unfall oder Schlaganfall), ist der Mensch blind, obwohl die Augen völlig intakt sind. Man nennt dieses Phänomen Seelenblindheit, korrekter wäre es aber, von Rindenblindheit zu sprechen (weil es die Gehirnrinde betrifft).

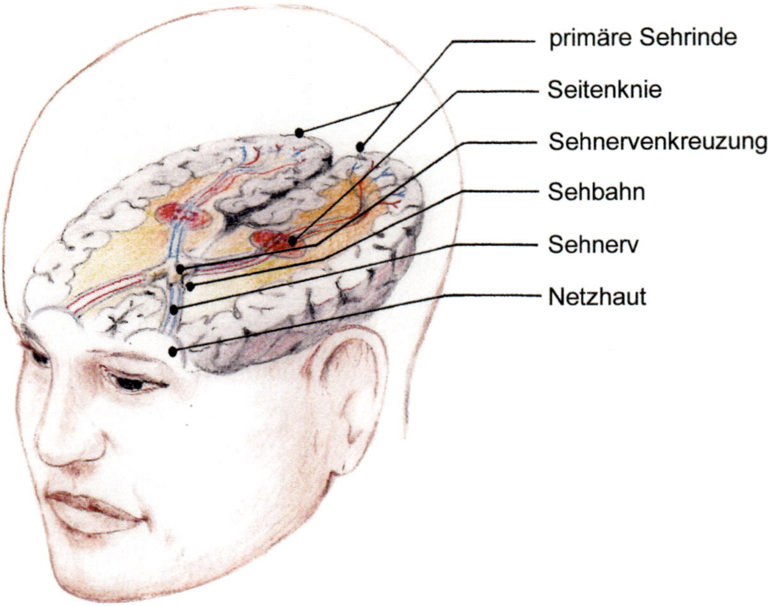

Abb. 3: Darstellung der Sehbahn in einem gedachten Querschnitt durch das Gehirn

Die Netzhaut als zentrales Organ des Sehens hat sich aus der Gehirnanlage des Embryos entwickelt. Sie stellt sozusagen ein aus dem Gehirn nach außen verlagertes „Sehhirn" dar. Die anderen Augenteile entwickeln sich aus anderen Anlagen des Embryos. Die Netzhaut ist also auf das Engste mit dem Gehirn verbunden, Sehen und Gefühle sind miteinander „vernetzt". Das erklärt auch ihre starke Wechselwirkung.

! Das Wichtigste in Kürze:

Beim Betrachten eines Gegenstandes gelangen die Lichtstrahlen durch Hornhaut und Linse auf die Netzhaut. Dort erfolgt die Umwandlung in elektrische Mini-Impulse und deren Weiterleitung zum Gehirn, wo der Gegenstand dann „gesehen“ wird.

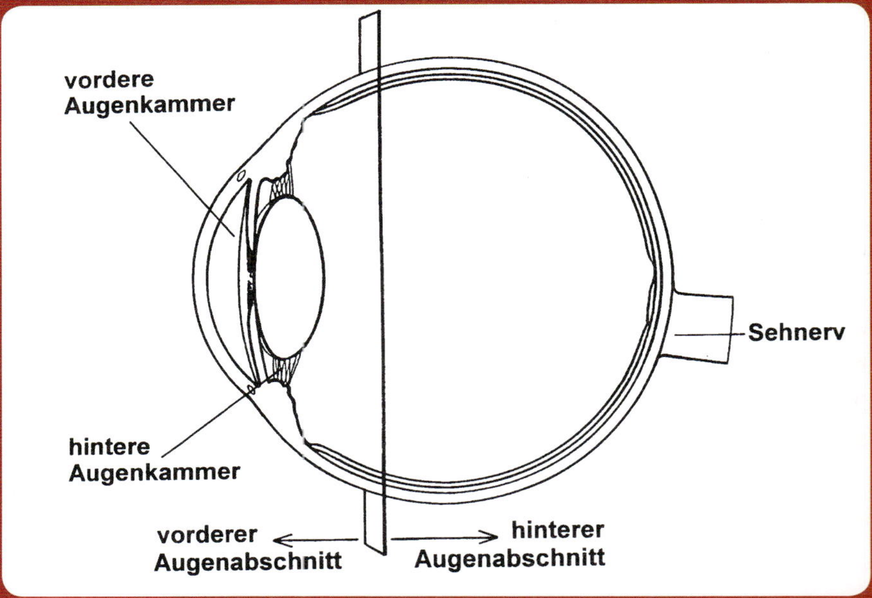

Abb. 4: Schnittebene durch das Auge

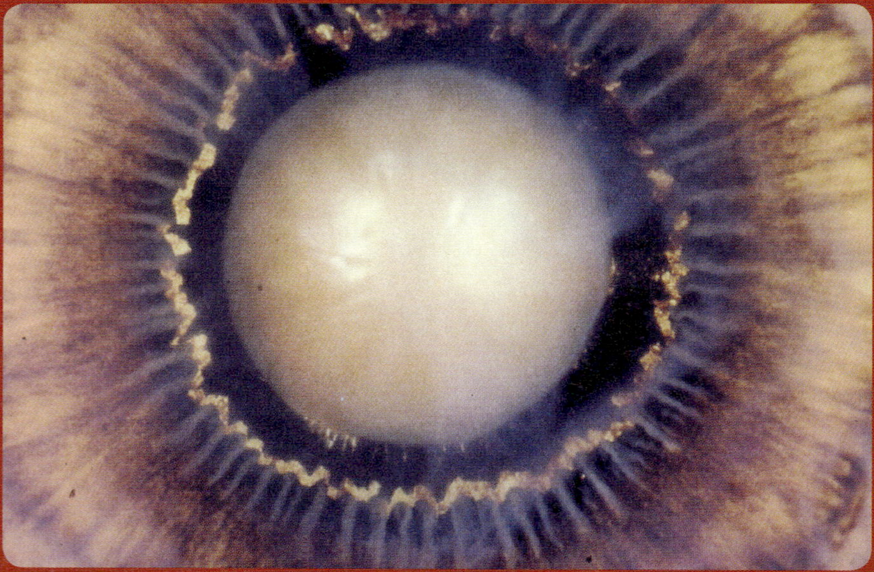

Abb. 5: Linse mit Strahlenkranz des Ziliarkörpers (hier mit Trübung=Grauem Star)

Kapitel 3: Reise durch das Auge – Visualisierungen

Worum es in diesem Kapitel geht:

- Mit den „inneren Augen“ sehen
- Strahlenkranz und Sehnervenscheibe
- Fließbewegungen des Augenwassers
- **Das Wichtigste in Kürze**

Visualisieren heißt mit den „inneren Augen“ sehen, sich also etwas vorstellen. Damit die Vorstellungsübungen der „Reise durch das Auge“ gut gelingen, sollten noch einige Bilder eingeprägt werden (siehe Kapitel Musiktherapie und Begleit-CD).

Wenn man das Auge senkrecht durch eine gedachte Linie halbiert (Abb. 4), entsteht ein vorderer und ein hinterer Teil. Wenn man sich selbst gedanklich in diese Schnittebene stellt, kann man einmal nach vorne und umgedreht einmal nach hinten sehen. Beim Blick nach vorne schaut man durch die Linse und die Hornhaut in die Welt, sozusagen den einfallenden Lichtstrahlen entgegen. Man kann dann entdecken, dass die Linse vom Strahlenkranz des Ziliarkörpers umgeben ist; es sieht aus wie eine Sonnenblume (Abb. 5). Dreht man sich in dieser gedachten Ebene nach hinten, blickt man auf die Sehnervenscheibe, von der die Adern wie Strahlen von der Sonne ausgehen (Abb. 6). Diese Bilder sollte man möglichst visualisieren können, sie sind wichtig für die Übungen zur Durchblutung des Auges und die „Fließübungen“.

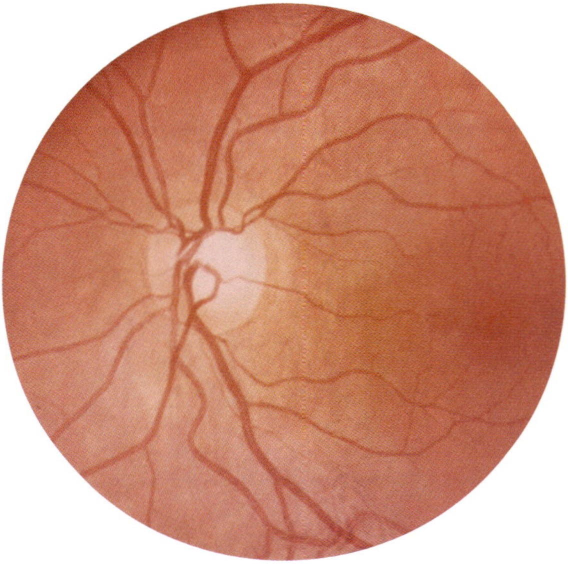

Abb. 6: Blick auf den Augenhintergrund, wie ihn auch der Augenarzt beim Untersuchen des Augeninneren sieht. Die Sehnervenscheibe ist in gesunden Augen rötlich und scharf begrenzt. Arterien und Venen kommen zentral heraus („wie Sonnenstrahlen").

Im Augeninneren gibt es Fließbewegungen des inneren Augenwassers. Besonders Glaukompatienten sollten bei ihren Visualisierungen lernen, sozusagen mitzuschwimmen, mitzufließen oder zu schweben. Deshalb an dieser Stelle einige kurze Erklärungen.

Der Ziliarkörper, auch Strahlenkranz genannt, bildet das Kammerwasser (Abb. 7), das sich zunächst in der hinteren Augenkammer sammelt. Dieser Raum besteht im wesentlichen aus einer Lücke zwischen Iris und Linse. Durch die Pupille (Loch in der Iris) fließt das Kammerwasser dann in die vordere Augenkammer und wird im Kammerwinkel abgeleitet. Dort ist ein Maschenwerk (auch Schwammwerk genannt, Abb. 8), das die Flüssigkeit aufnimmt und zu einem kleinen Sammelrohr (so genannter Schlemm'scher Kanal) leitet. Funktion und Weite des Maschenwerkes bestimmen, ob das Wasser leicht abgeleitet wird oder gegen Widerstand.

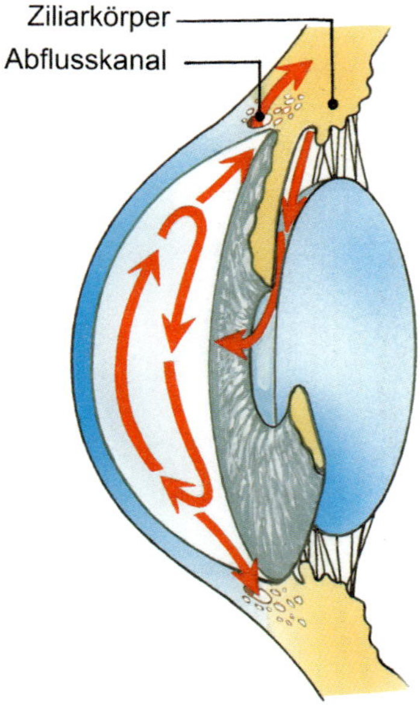

Abb. 7: Ziliarkörper in der hinteren Augenkammer und Abflusskanal (Schlemm'scher Kanal) in der vorderen Augenkammer.

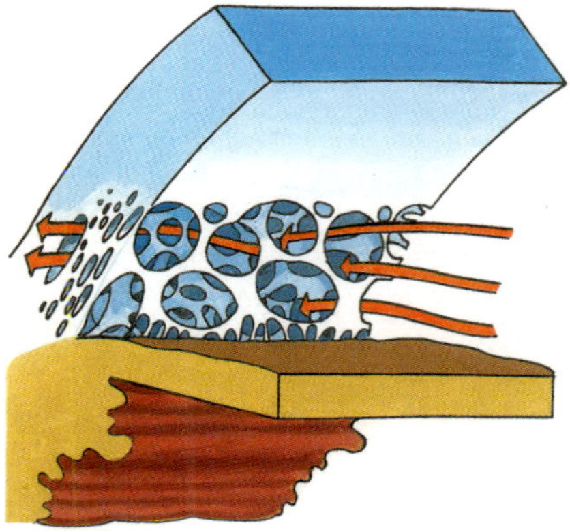

Abb. 8: Schematische Darstellung des Schwammwerkes. Das Kammerwasser wird dort „aufgesaugt" und weitergeleitet (rote Pfeile).

Diese Mechanismen regeln hauptsächlich die Höhe des Augeninnendruckes. In den Vorstellungsübungen soll man daher die Poren des Maschenwerks weit machen, im Kammerwasser mitfließen und schwimmen. Diese Übungen sind sehr effektvoll zur Senkung des Augeninnendruckes.

! Das Wichtigste in Kürze:

Die Bilder vom Strahlenkranz, dem Augenhintergrund und den Fließbewegungen des Kammerwassers sind besonders wichtig, wenn es später darum geht, sie zu „visualisieren". Daher wurden sie in diesem Kapitel etwas ausführlicher beschrieben.

Teil II: Der Grüne Star – Glaukom

Kapitel 1: Begriffserklärung und Definition

Worum es in diesem Kapitel geht:

- Was bedeutet Grüner Star?
- Glaukom als Geschehen von Körper und Seele
- Risikofaktoren für die Entstehung
- Krankheitsbild des Glaukoms
- Verbreitung und Vorkommen
- **Das Wichtigste in Kürze**

Was bedeutet Grüner Star?

Der Grüne Star, in der Fachsprache Glaukom genannt, ist eine weitverbreitete und häufige Augenerkrankung, die mit den sangesfreudigen Vögeln unserer heimischen Regionen wenig zu tun hat. Vielmehr nimmt man an, dass der Ausdruck „Star“ von dem Wort „starren“ kommt, da Sehschwache oder Blinde oft einen eigentümlich starren Blick und Gesichtsausdruck haben. Früher, d.h. vor Erfindung des Augenspiegels, der es erlaubt, in das Augeninnere zu schauen, unterschied man den Grauen vom Grünen oder Schwarzen Star. Der Graue Star ist eine Linsentrübung, die in ausgeprägtem Stadium von jedem mühelos beobachtet werden kann, denn die normalerweise schwarze Pupille erscheint dann grau. Grauer Star, auch Katarakt genannt, ist in der Regel eine Alterserscheinung der Linse und heutzutage durch einen kurzen operativen Eingriff gut zu beseitigen. Als Schwarzen Star bezeichnete man früher alle Augenkrankheiten, bei denen ein Mensch sehbehindert oder blind war, die Pupille aber schwarz erschien und man die Ursache nicht erkennen konnte. Heute verbergen sich dahinter viele verschiedene Erkrankungen der Netzhaut, des Glaskörpers oder des Sehnervs.

Der Grüne Star erhielt seine Bezeichnung wahrscheinlich von dem eigentümlichen grünen Schimmer des Auges, der beim Glaukomanfall zu beobachten ist. Der im Anfall extrem hohe Augeninnendruck verursacht ein charakteristisches klinisches Bild: Das hochrote und äußerst schmerzhafte Auge hat in Folge der Druckerhöhung eine getrübte Hornhaut und gestaute geschwollene Irisgefäße. Besonders bei hellen Augen entsteht dann der eigentümlich grünliche Schimmer. Früher war man dieser sehr gefürchteten Erkrankung hilflos ausgeliefert, und der Betroffene wurde unwiederbringlich blind. Auch heute noch gehört der Glaukomanfall zu den Notfallsituationen in der Augenheilkunde. Bei rechtzeitiger Diagnosestellung ist er aber inzwischen sehr gut zu beherrschen, so dass man darunter nicht mehr lange leiden oder gar erblinden muss.

Heutzutage definiert man den Grünen Star folgendermaßen:
Glaukom ist ein umfassendes Krankheitsgeschehen des Auges und der Sehbahn, dem viele verschiedene Ursachen zugrunde liegen, von denen der Augeninnendruck ein wichtiger, aber nicht allein ausschlaggebender Faktor ist. Die für das Krankheitsbild typische Sehnervenerkrankung (Optikusneuropathie) kann verschiedene Ursachen haben. Die Symptome sind vor allem Sehherabsetzung und Gesichtsfeldausfälle. Unerkannt oder unbehandelt führt das Glaukom zur allmählichen Erblindung.

Dank neuer moderner Techniken hat sich unser Verständnis über das Glaukom maßgeblich erweitert. Neue diagnostische Möglichkeiten eröffnen neue Erkenntnisse, neue Entwicklungen bringen verbesserte therapeutische Konzepte und Behandlungsstrategien. Dennoch tauchen mit neuen Einsichten auch neue Fragen auf, so dass man von einer befriedigenden Definition noch weit entfernt ist.

In älteren Büchern wird die Schädigung des Sehnervs ausschließlich auf den erhöhten Augeninnendruck zurückgeführt. Inzwischen wird betont, dass der Druck nicht mehr integraler Bestandteil der Glaukomdefinition ist. Grund dafür ist, dass relativ häufig das so genannte Normaldruckglaukom beobachtet wird. Dabei kann es zu dem typischen Sehnervenschwund und Gesichtsfeldausfall kommen, ohne dass ein erhöhter Augeninnendruck auftritt.

Dennoch ist es sinnvoll, den Augeninnendruck als Bestandteil der Glaukomdefinition zu belassen, denn:

- Bei hohen Druckwerten gibt es eine deutliche Beziehung zwischen Druckniveau und Glaukomschaden, d. h. je höher der Augeninnendruck, desto schneller und größer der Schaden.
- Die meisten Glaukomerkrankungen haben einen druckabhängigen Verlauf (hoher Druck führt zu Sehnervenschaden)
- An anderen Therapiekonzepten neben der Drucksenkung wird geforscht. Ziel ist die Entwicklung neuer Medikamente, welche die Sehbahn schützen.

Die Folgen eines Glaukoms oder auch sein Verlauf sind nicht bei jedem Menschen gleich, da der Sehnerv des einzelnen Menschen eine individuelle Druckempfindlichkeit hat. Unterschiedliche Durchblutungsverhältnisse im Auge und dem übrigen Körper bestimmen den Verlauf entscheidend mit (nähere Informationen → *Gefäßversorgung des Auges* in Teil IV).

Die Steigerung des Augeninnendruckes wird hauptsächlich durch ein Missverhältnis zwischen Produktion und Abfluss des Kammerwassers verursacht. Meist ist der Abfluss gestört. Schon früh aber haben Ärzte beobachtet, dass Glaukomanfälle mit psychischen Stresssituationen im Zusammenhang standen. Alles, was starke Emotionen hervorrufen kann, sowohl freudige als auch traurige Ereignisse, kann bei entsprechend veranlagten Patienten einen Anfall auslösen. Somit gehört der Grüne Star zu den wenigen Erkrankungen, bei denen auch die klassische Augenheilkunde die enge Beziehung zwischen Körper und Psyche anerkennt.

Inzwischen kann man sehr einfach belegen, dass bei Patienten mit Glaukom in Stresssituationen der Augeninnendruck steigt. Wir haben dazu u. a. folgende Studie durchgeführt: Freiwillige Glaukompatienten wurden einem definierten Stress ausgesetzt: Sie mussten bei kopfhörerübertragener Geräuschbelästigung Rechenaufgaben lösen. Der Augeninnendruck, ein leicht messbarer und zuverlässiger Wert, stieg deutlich an, und die Augendurchblutung verschlechterte sich. Andere Forschergruppen kamen zu den gleichen Ergebnissen. Auch bei Augengesunden steigt übrigens der Augeninnendruck unter Stress an, allerdings ohne die Augen zu schädigen. Man kann also sicher davon ausgehen, dass Stress oder seelische Belastungen bei Menschen, die eine Veranlagung zum Glaukom haben, messbaren Einfluss auf den Augeninnendruck haben. Aus diesen Erkenntnissen lässt sich die Bedeutung von Entspannungsmethoden ableiten, die nachweislich zum Abbau von Stress und zur Senkung des Augeninnendruckes beitragen.

Seit Jahrzehnten beschäftige ich mich mit meiner Arbeitsgruppe intensiv mit verschiedenen Verfahren, die den betroffenen Patienten außer einer medikamentösen oder operativen Therapie eine ergänzende Methode ermöglichen. Es ist uns ein Anliegen, diese Möglichkeiten der Ergänzungsmedizin geradezu exemplarisch am Krankheitsbild des Glaukoms aufzuzeigen, um diese Methoden zu verbreiten und damit vielen Menschen zugänglich zu machen.

Bevor auf diese Therapiemöglichkeiten genauer eingegangen wird, sollen zunächst grundsätzliche Informationen über das Krankheitsbild Glaukom vermittelt werden, denn: „Was man kennt, das fürchtet man nicht mehr".

Risikofaktoren für die Entstehung

Für die Entstehung eines Glaukoms ist neben der Erhöhung des Augeninnendruckes und dem Alter auch die ethnische Herkunft ein Risikofaktor: Das Risiko, an einem Glaukom zu erkranken, ist besonders bei dunkelhäutigen Menschen und der Bevölkerung der Karibik sehr stark erhöht. Folgende Probleme kommen erschwerend hinzu:

- Kurzsichtigkeit (je höher, desto stärker)
- Diabetes (je länger, desto mehr)
- Bluthochdruck (je höher und länger, desto mehr)
- Familiäre Veranlagung (je mehr in der Familie, desto mehr)
- Sozialstatus (je niedriger, desto später wird das Glaukom erkannt)
- Sozialer Stress (Dauerstress führt zu Druckerhöhung)

Die Risikofaktoren können in drei Gruppen unterteilt werden:

1. Starke Risikofaktoren:
- Höherer Augeninnendruck
- Familiäre Belastung
- Höheres Alter
- Dunkle Hautfarbe

2. Mittlere Risikofaktoren:
- Stoffwechselkrankheiten, besonders Diabetes
- Gefäß- und Herz-Kreislauferkrankungen, besonders vasospastisches Syndrom („kalte Hände – kalte Füße") und Blutdruckveränderungen

3. Schwächere Risikofaktoren:
- Kurz- oder Weitsichtigkeit
- Andere Organerkrankungen

Krankheitsbild des Glaukoms

Der Begriff Grüner Star wurde zunächst nur auf den so genannten Glaukomanfall bezogen. Im Glaukomanfall kommt es aufgrund besonderer anatomischer Verhältnisse des Auges zu einer Verlegung des Kammerwinkels (sog. Winkelblock, → Abb. 11, S. 31), so dass das Kammerwasser nicht mehr abfließen kann. Die Folge ist eine enorme Steigerung des Augeninnendruckes (bis 80 mm Hg, normal sind bis zu 21 mm Hg!).

Im Glaukomanfall geht es den Patienten sehr schlecht. Die Symptome sind Kopfschmerzen, Augenschmerzen, Erbrechen, starke Sehherabsetzung, aber auch Herz- und Bauchschmerzen. Er erfordert sofortiges und schnelles Handeln, damit das Auge nicht definitiv erblindet.

! Anmerkung für den Allgemeinarzt:

Pupillenengstellung durch Pilokarpintropfen, Diamox i.v., Schmerz- und Beruhigungsmittel. Sofortige Weiterleitung an operativ tätigen Augenarzt.

Die Mehrheit der Patienten mit Glaukom ist glücklicherweise nicht von dieser Sondervariante betroffen. Die üblichen Symptome des Glaukoms mit normalem Kammerwinkel sind bei weitem nicht so dramatisch, mitunter aber umso tückischer.

Der erhöhte Augeninnendruck wird vom Patienten selbst wegen der sehr schleichenden Entwicklung und der Anpassung des Gehirns an die entstehenden Gesichtsfeldausfälle und die Sehstörung lange nicht wahrgenommen. So führt er langsam und allmählich zum Sehnervenschaden. Erst wenn dieser so groß ist, dass der Patient die Ausfälle im Gesichtsfeld oder die verminderte Sehkraft wahrnimmt, wird die Krankheit erkennbar. Aufgrund dieser Erfahrung betrachten Augenärzte es als ihre Pflicht, bei Patienten ab dem 40. Lebensjahr grundsätzlich den Augeninnendruck zu messen, um eine Früherkennung zu ermöglichen.

Inzwischen können auch Optiker mit einem Luftstoßgerät den Augeninnendruck messen, um die Erkrankung Glaukom so früh wie möglich zu entdecken und großen Schaden abzuwenden. Dieses Glaukom-Screening (Siebtest) hat Vorteile und Nachteile. Der Vorteil ist, dass Patienten, die den Besuch beim Augenarzt scheuen, weil sie nur eine neue Brille möchten, doch überprüft werden können. Der Nachteil ist, dass ein einmaliger Messwert überhaupt nichts besagt. So kommt es häufig genug vor, dass ein normaler Augeninnendruck gemessen wird, obwohl der Patient schon erhebliche Schäden hat. Nur mit den ergänzenden Untersuchungsmethoden des Augenarztes kann die Diagnose Glaukom gesichert werden. Ermittelt die Screening-Methode jedoch einen hohen Augeninnendruck, so ist dies auf alle Fälle ein Hinweis auf ein Glaukom und bedarf der Weiterleitung an einen Augenarzt.

Wegen des eindeutigen Nutzens dieser Methode sollte das Screening nicht auf Ablehnung stoßen. Denn wenn die ersten Ausfälle nachweisbar sind, ist der tatsächliche Schaden bereits erheblich, da etwa 40 % des Sehnervs dann geschädigt sind. Dieser Schaden äußert sich in:

- Sehschärfeverluste (später bis hin zur Erblindung)
- Farbunterscheidungsschwierigkeiten
- Gesichtsfeldausfälle (zunehmender „Tunnelblick“, → Abb. 17a–d weiter unten)

Die Änderung der Farbwahrnehmung ist ein charakteristischer Hinweis für die Störung an zentralen Anteilen des Sehens, also an Sehbahn und Gehirn. Hinzu kommt, dass die Fähigkeit, Bewegungen wahrzunehmen und dreidimensional, also räumlich, zu sehen, eingeschränkt ist. Das Unterscheiden von Mustern und die Kontrastempfindlichkeit sind ein weiteres Problem. Im Straßenverkehr ist also Vorsicht geboten. Glaukom verursacht nach neuesten Forschungen Veränderungen in der gesamten Sehbahn von der Netzhaut bis zur Sehrinde im Gehirn, und diese Schäden sind quasi irreparabel.

Spätestens wenn der Patient selbst wahrnimmt, dass etwas nicht stimmt, wird es höchste Zeit für eine differenzierte Diagnostik. Folgende Fragen sollten beantwortet werden:

- Welche Farbsinnstörungen liegen (schon) vor?
- Welche Sehschärfe liegt (noch) vor?
- Welche Gesichtsfeldschäden sind erkennbar?
- Wie sieht der Sehnerv aus?
- Wie ist die Durchblutung im Auge, im Sehnerv, hinter dem Auge?
- Welche Allgemeinerkrankungen hat der Patient noch ?
- Wie sehr schwanken die Augeninnendruckwerte im 24-Stunden-Verlauf?

Darauf folgt dann die notwendige Entscheidung für die Therapie:

1. Gängige Therapie

- Augentropfen
- Operationen

2. Zusätzliche Therapiemöglichkeiten

- Medikamente (Kalziumantagonisten, Blutdrucksenker, Ginkgo-Präparate, Magnesium, → Kapitel 7)
- Entspannungsmethoden (z. B. Autogenes Training, → Teil III)
- Ergänzungsmedizin (z. B. Homöopathie, Akupunktur, → Kapitel 7)

Verbreitung und Vorkommen

Die weltweite Bedeutung des Krankheitsbildes Glaukom ist immens und auch im 21. Jahrhundert noch eine große medizinische Herausforderung.

Derzeit werden in Deutschland etwa 1 Million Glaukompatienten behandelt. Die Dunkelziffer der tatsächlich Erkrankten ist allerdings sehr hoch, und man rechnet mit weltweit bis zu 80 Millionen Glaukomkranken im Jahr 2020. Weltweit liegt das Glaukom an dritter Stelle der Erblindungsursachen. Das Krankheitsbild verursacht immense Kosten und stellt wegen der Versorgung der Sehbehinderten oder Blinden einen wichtigen volkswirtschaftlichen Faktor dar. Dieser ist allerdings nicht in allen Ländern gleich, wenn man z. B. nur auf die medikamentöse Versorgung in verschiedenen Gegenden der Welt achtet. So werden z. B. 49 % aller Glaukommedikamente in Nordamerika verordnet, 24 % in Japan, 22 % im nahen Osten, in Afrika und Europa. Insgesamt erhalten nur 30 % aller Patienten weltweit eine Glaukomtherapie.

Für Deutschland ergibt eine Statistik, dass im Jahresvergleich von 1998 zu 1999 die medikamentösen Kosten um 18,6 % gestiegen sind. Das sind umgerechnet rund 12 Millionen Euro.

Auch wenn die Versichertengemeinschaft der Krankenkassen dies mit Unmut bemerkt, so gilt es doch zu bedenken, dass aufgrund der verbesserten medikamentösen Therapie viele Operationen und eine Erblindung vermieden werden können, was sich dann finanziell wieder ausgleichen dürfte. Da ein nicht behandeltes Glaukom unweigerlich zur Erblindung führt, ist die dann erforderliche Versorgung der Sehschwachen und Blinden ebenfalls mit großem finanziellen Aufwand verbunden.

Es zeigt sich, dass bei allen in Deutschland Erblindeten im Alter unter 65 Jahren 7,2 % an Glaukom erblindet sind, im Alter über 65 Jahre sind es 19,2 %. Jeder fünfte Erblindete im Alter von über 65 Jahren hat also ein Glaukom.

Weitere Statistiken zeigen, dass es in Deutschland etwa 50 Millionen Menschen über 40 Jahre gibt, von denen ein Zehntel, also fünf Millionen, eine Augeninnendruckerhöhung haben. Wiederum ein Zehntel davon, also 500.000, sind manifest erkrankt und von Erblindung bedroht. Etwa ein Fünftel dieser Patienten haben normal erscheinende Augeninnendruckwerte, aber schon massive Gesichtsfeldausfälle. Wenn man davon ausgeht, dass im Jahre 2040 etwa jeder dritte Mitbürger über 65 Jahre alt sein wird, dürfte die Anzahl der Glaukompatienten kräftig steigen.

Regelmäßige Routineuntersuchungen aller über 40-jährigen sind deshalb dringend zu empfehlen. Viele bereits Erkrankte wissen gar nicht, dass sie ein Glaukom haben, da man die Druckerhöhung in der Regel nicht spürt. Auch eine einmalige Messung des Augeninnendruckes beim Augenarzt (oder inzwischen beim Optiker bzw. in anderen Ländern beim Optometristen) kann in falscher Sicherheit wiegen, da der Druck zu verschiedenen Tages- und Nachtzeiten sehr unterschiedlich sein kann. Der normale Biorhythmus des Augeninnendruckes ist beim Glaukom zumeist aufgehoben, so dass man u.U. lange nach dem erhöhten Druck suchen muss.

Die Arbeitsgruppe „Glaukom" des Berufsverbandes der Augenärzte organisiert mit Unterstützung der Pharmaindustrie Aufklärungskampagnen, bei denen auf die Notwendigkeit von Vorsorgeuntersuchungen der Augen mit Glaukomdiagnostik hingewiesen wird. Der Grüne Star verursacht keine Schmerzen, und seine Symptome schleichen sich oft unbemerkt ein. Deshalb sollten die ärztlichen Vorsorgeuntersuchungen wahr- und ernstgenommen werden.

! Das Wichtigste in Kürze:

Der Grüne Star, in der Fachsprache Glaukom genannt, ist ein umfassendes Krankheitsgeschehen des Auges und der Sehbahn, dem viele verschiedene Ursachen zugrunde liegen. Er gehört weltweit noch zu den häufigsten Erblindungsursachen. Es gibt verschiedene Risikofaktoren, wie z.B. ethnische Herkunft oder familiäre Belastung, die zu einer rechtzeitigen Vorsorgeuntersuchung Anlass geben sollten.

Kapitel 2: Einteilung der Glaukome

Worum es in diesem Kapitel geht:

- Hoher Druck und schlechte Durchblutung
- Einfaches Glaukom
- Winkelblockglaukom
- Normaldruckglaukom
- Angeborene Glaukome
- Sekundäre Glaukome
- **Das Wichtigste in Kürze**

Verschiedene Lehrbücher enthalten verschiedene Einteilungen der Glaukomerkrankung, was dafür spricht, dass es keine bindende und allgemeingültige Art der Einteilung gibt. Es ist jedoch sinnvoll, einen grundsätzlichen Unterschied zu machen zwischen *primärem* und *sekundärem* Glaukom.

Primäre Glaukome

70 bis 80% aller Glaukome sind so genannte primäre Glaukome. Ihre Häufigkeit steigt mit zunehmendem Alter. Als **Vorstufe** werden häufig erhöhte Werte des Augeninnendruckes gemessen, ohne dass entsprechende Schäden vorliegen (so genannte okuläre Hypertension).

Einfaches Glaukom – Glaucoma simplex

Das so genannte einfache Glaukom ist mit Abstand die häufigste Glaukomvariante.

Sein typisches Merkmal ist ein weiter oder mittelweiter Kammerwinkel (Abb. 9), der auch bei Drucksteigerungen offen bleibt.

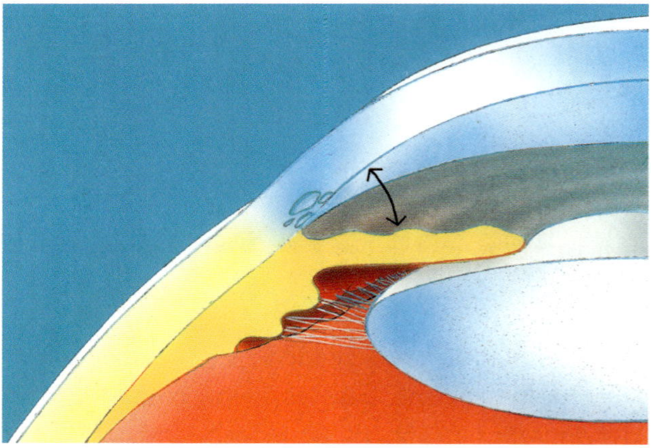

Abb. 9a: Regenbogenhaut (Iris; hier braun) und Hornhaut (blau) bilden einen Winkel, den so genannten Kammerwinkel der vorderen Augenkammer. Er ist hier normal tief. Das Kammerwasser hat gute Abflussmöglichkeiten in die Trabekel und den Kanal.

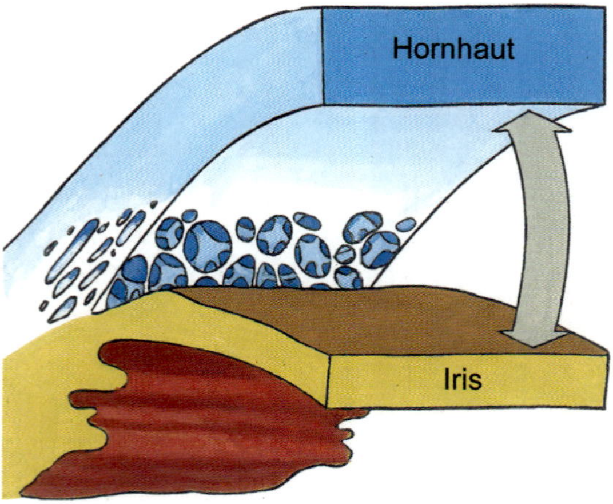

Abb. 9b: Bei einem normalen Kammerwinkel hat das Wasser ungehindert Zugang zum abfiltrierenden Schwammwerk.

Winkelblockglaukome

Bei den Winkelblockglaukomen gibt es zwei Unterstufen: das akute und das intermittierende Winkelblockglaukom. Es handelt sich hierbei grundsätzlich um Augen mit einem engen Kammerwinkel (Abb. 10), bei dem es unter bestimmten Bedingungen (Abb. 11) zu einem Glaukomanfall kommen kann.

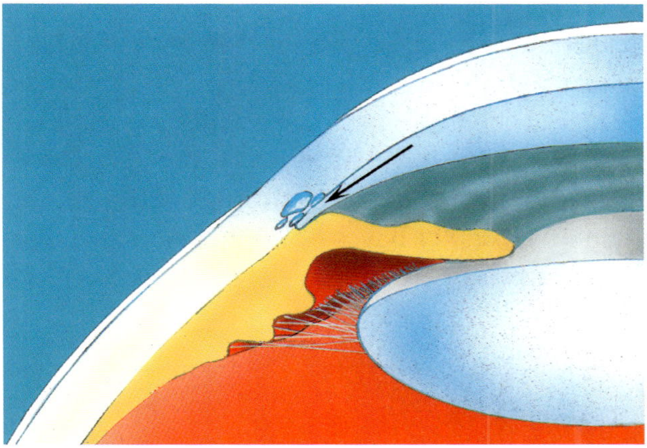

Abb. 10: Spitzwinkeliger Kammerwinkel. Die Iris ist etwas vorgebuckelt, die vordere Augenkammer wird dadurch flacher und der Kammerwinkel enger. Je dicker die unterste Irisrolle ist, desto problematischer ist der Kammerwasserabfluss.

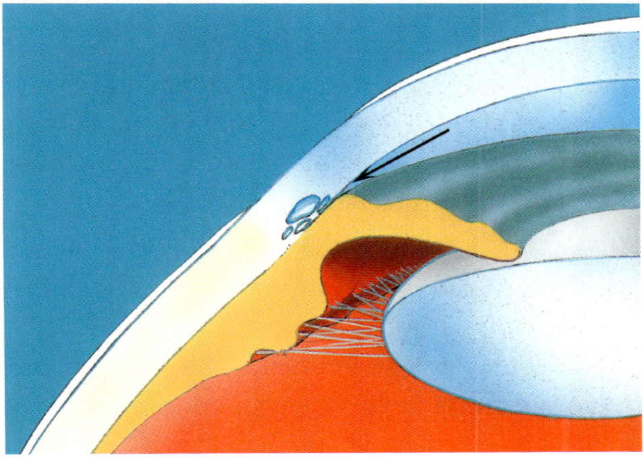

Abb. 11: Schematische Darstellung eines so genannten Winkelblocks. Die Iris ist so weit vorgewölbt, dass sie die Abflusswege des Kammerwassers blockt. Der Augeninnendruck steigt dann an, der Glaukomanfall ist da.

Besonders Stressfaktoren, die zu einer Pupillenerweiterung und Veränderung der Blutwerte führen (Stresshormone Adrenalin, Cortison, Endothelin), können ein solches hochdramatisches Anfallsgeschehen auslösen.

Bei dem „intermittierenden Winkelblockglaukom" kommt es immer wieder zu sehr hohen Augeninnendruckwerten. Sobald die Pupille jedoch durch helles Licht oder durch Nahsehen enggestellt ist, kann der beginnende Anfall wieder vorübergehen. Häufig haben Patienten mit einem akuten Glaukomanfall solche Vorstadien erlebt, die sich besonders darin äußern, dass man durch die Veränderung der Hornhautoberfläche Farbringe um Lichtquellen herum sieht.

Im Glaukomanfall selbst kommt es zu extrem hohen Augeninnendruckwerten, die schnell zur Erblindung führen können. Die Symptome sind Sehherabsetzung, starke Schmerzen im Auge, die jedoch ausstrahlen können in Kopf, Brustkorb und Bauchregion. Übelkeit und Erbrechen sind klassische Begleitsymptome, die oft vom Auge ablenken und zu Fehldiagnosen (Herzinfarkt, „akuter Bauch" etc.) führen können. Ein Glaukomanfall bedarf sofortiger dringender Behandlung, wenn das Auge nicht dauerhaft erblinden soll!

Normaldruckglaukom (NDG)

Zu den primären Glaukomen gehört eine besonders wichtige Variante des Grünen Stars, das Normaldruckglaukom (NDG), das wir immer häufiger beobachten. Es tritt überwiegend im höheren Lebensalter und in Kombination mit Herz-Kreislauferkrankungen auf.

Diese Glaukomvariante wird in einigen Literaturstellen und bei einigen Augenärzten auch noch als „Niederdruckglaukom" bezeichnet, da die Werte des Augeninnendruckes immer relativ niedrig, d.h. unter 22 mm Hg* liegen. Typisch ist, dass trotz völlig „harmloser" Augeninnendruckwerte charakteristische Gesichtsfeldausfälle und eine Sehherabsetzung gefunden werden. Bei diesem Krankheitsbild ist nicht allein die Höhe des Augeninnendruckes ausschlaggebend, sondern die Durchblutung im Sehnervenkopfbereich (Teil des Sehnervs, der zum Augeninneren gehört) und die individuelle Belastbarkeit des Sehnervs (Drucktoleranz).

Beim Normaldruckglaukom gibt es eine Reihe von Besonderheiten:

- Die Ausgangsdruckwerte liegen oft nur im oberen Drittel der statistischen Norm (18–21 mm Hg).
- Es gibt große Schwankungen im Tag-Nachtprofil (> 5 mm Hg).
- Der zu erreichende Zieldruck muss niedriger sein als beim primären Offenwinkelglaukom! (möglichst unter 14 mm Hg, auch zu verschiedenen Tageszeiten und bei Belastungstests)
- Der Augeninnendruck ist im Liegen höher als im Sitzen.
- Im Blut ist oft die Konzentration des Stresshormons Endothelin erhöht (Ausdruck verändert funktionierender Gefäßinnenzellen), und die Empfindlichkeit der Gefäßwände für dieses Hormon, das u. a. die Weite der Blutgefäße reguliert, in den peripheren Gefäßen, d. h. auch im Auge, ist erhöht.
- Im Gehirn finden sich oft „stumme Ischämien" (Durchblutungsstörungen), so genannte weiße Flecken (white matter lesions).
- Oft gibt es typische erweiterte Gefäße der Bindehaut im Bereich des Hornhautrandes.
- Viele Patienten leiden unter verlängerten Einschlafphasen oder gar Schlafapnoe.
- Die normale Empfindlichkeit gegenüber Medikamenten ist verändert.

*Anmerkung: Der Augeninnendruck wird anhand von Millimeterstrichen auf einer Quecksilbersäule gemessen (Hg ist die chemische Bezeichnung für Quecksilber). Eine normaler Augeninnendruck liegt bei 10 bis 21 mm Hg.

Nach heutigem Verständnis ist das primäre chronische Offenwinkelglaukom (POWG) eine fortschreitende Sehnervenerkrankung mit typischen, Sehnervenschäden und einhergehendem Funktionsverlust, d.h. Sehherabsetzung und Gesichtsfeldausfälle. Der Augeninnendruck bleibt noch immer einer der wichtigsten Risikofaktoren. Als schädlich wird in der Regel ein Wert über 22 mm Hg angesehen, der jedoch für den einzelnen Menschen nicht allzu viel aussagt. Das bestätigt sich bei Reihenuntersuchungen. So weisen 30 bis 50 % der Patienten mit erkennbarem Glaukomschaden Werte unter 21 mm Hg auf. Weitere große Studien (Baltimore Eye-Study oder Barbados-Study) kamen zu dem Ergebnis, dass einige Patienten mit erhöhtem Augeninnendruck kein wirklich ausgeprägtes Glaukom bekommen, wenn keine sonstigen Risikofaktoren vorliegen. Andererseits zeigt sich, dass ein normaler Augeninnendruck nicht vor einem Glaukomschaden schützt. Zwischen der Höhe des Druckes und den Gesichtsfeldausfällen gibt es nicht immer einen Zusammenhang. So zeigt die Framingham-Studie*, dass 60% der Patienten mit glaukombedingten Gesichtsfeldausfällen ein Normaldruckglaukom aufweisen.

Insgesamt schwanken die statistischen Angaben zum Normaldruckglaukom außerordentlich. Sie sind von Land zu Land sehr unterschiedlich. Sicher ist, dass bei Patienten mit Normaldruckglaukom häufig Systemerkrankungen wie z.B. Diabetes oder Herz-Kreislauferkrankungen zu einer mangelnden Durchblutung im Sehnerv führen. Wenn auch die Framingham-Studie nur 60% solcher Begleitfaktoren angibt, so zeigen andere Forschungsergebnisse (Flammer, Basel), dass bei 90% der Patienten mit chronischem Offenwinkelglaukom auch Herzgefäßerkrankungen und andere Risikofaktoren gefunden werden.

*Anmerkung: In der amerikanischen Kleinstadt Framingham (in Massachusetts) nehmen die Einwohner seit Jahrzehnten an einer Studie teil. Das heißt, sie werden seit Jahren immer wieder befragt, untersucht, geröntgt usw. Es kommt nur sehr selten vor, dass man so viele Menschen über einen so langen Zeitraum beobachten und ihre Daten erfassen kann. Daher sind die aus dieser Studie gewonnen Ergebnisse sehr aussagekräftig.

Angeborene Glaukome

Neben den oben angesprochenen gibt es angeborene Glaukome, die durch Entwicklungsstörungen im vorderen Augenabschnitt, besonders des Kammerwinkels, hervorgerufen werden. Sie erfordern in der Regel einen operativen Eingriff, zumeist schon bald nach der Geburt. Nur gelegentlich entwickelt sich ein solches Glaukom im Kindes- oder Jugendalter (so genanntes „juveniles Glaukom").

Sekundäre Glaukome

10 bis 20% aller Glaukomformen sind so genannte sekundäre Glaukome. Über eine genaue Abgrenzung zu den primären Glaukomen gibt es keine

Einigkeit. Grundsätzlich kann man zu den Ursachen aber sagen, dass bei einem sekundären Glaukom eine Augeninnendruckerhöhung vorliegt, die Folge einer Augenfehlbildung (z.B. Pigmentglaukom oder Kapselhäutchenglaukom), einer Augenerkrankung (z.B. Uveitis), einer Allgemeinerkrankung (z.B. Diabetes) oder einer Behandlung (z.B. mit Cortison) ist.

Bitte lesen Sie auf den Seiten 157 ff weiter, wenn Sie mehr zu den Sekundärglaukomen wissen wollen. Dort finden Sie wichtige Informationen!

! Das Wichtigste in Kürze:

Die Festlegung, welche Glaukomvariante bei einem Patienten vorliegt, ist enorm wichtig für die Therapieentscheidung! Nur der Augenarzt hat dafür die erforderliche Fachkompetenz. Ca. 60 bis 80 % der Glaukome sind primäre Glaukome, z. B. das einfache Glaukom, das Winkelblockglaukom und das Normaldruckglaukom. Bei diesen Formen wird der Sehnerv aufgrund von Durchblutungsstörungen oder / und durch den erhöhten Augeninnendruck gestört.

Nur wenige Glaukome sind angeboren. Zunehmend beobachten wir jedoch sekundäre Glaukome, besonders das PEX-Glaukom (→ S. 157).

Es ist wichtig, dass Sie über die Form Ihres Glaukoms und die entsprechende Therapie Bescheid wissen. Fragen Sie unbedingt Ihren Augenarzt danach!

Kapitel 3: Der Augeninnendruck

Worum es in diesem Kapitel geht:

- Produktion und Abfluss des Kammerwassers
- Trabekulärer Abfluss
- Uveoskleraler Abfluss
- Abfluss über Netzhaut und Aderhaut
- **Das Wichtigste in Kürze**

Die Kenntnisse über das Zusammenspiel verschiedener Faktoren, die den Augeninnendruck bestimmen, sind noch immer lückenhaft, so dass man sich mit modellhaften Vorstellungen begnügen muss.

Die im Augeninneren herrschenden Druckverhältnisse werden hauptsächlich durch das Verhältnis von Produktion und Abfluss des Kammerwassers im vorderen Teil des Auges erreicht. Bei der Regulierung des Augeninnendruckes spielt besonders der Abfluss eine sehr wichtige Rolle. Kommt es zu einem Missverhältnis zwischen Produktion und Abfluss – meistens ist der Abfluss gestört –, steigt der innere Wasserdruck des Auges an, das Auge wird praller und härter.

Anatomisch unterscheidet man eine vordere und eine hintere Augenkammer (→ Abb. 7). In der hinteren Augenkammer ist der Strahlenkörper (Ziliarkörper, → Abb. 5), dessen oberste Zellschicht das Kammerwasser produziert. Die Menge beträgt 2 bis 3 μl pro min, d. h. ca. 3 ml pro Tag. Im höheren Lebensalter wird weniger und nachts im Schlaf fast gar kein Kammerwasser produziert. Die tageszeitlichen Schwankungen werden u. a. durch das Stresshormon Adrenalin im Blut verursacht. Diese Erkenntnis mag auch erklären, dass ein erhöhter Adrenalinspiegel (d. h. Stress) Auswirkungen auf die Produktion des Kammerwassers hat.

Das Kammerwasser fließt überwiegend durch die Pupille in die vordere Augenkammer und wird dort auf zwei Wegen abgeleitet:

1. **„Trabekulärer Abfluss"** über das Schwammwerk (auch Trabekel- oder Maschenwerk) im Kammerwinkel (Abb. 12): Durch das Maschenwerk der Kanälchen im Kammerwinkel (siehe auch Abb. 8) gelangt das Kammerwasser zum Schlemm'schen Kanal, einer Art ringförmigen Vene. Dann wird es von den Venen der Lederhaut aufgenommen und dem allgemeinen Kreislauf zugeführt.

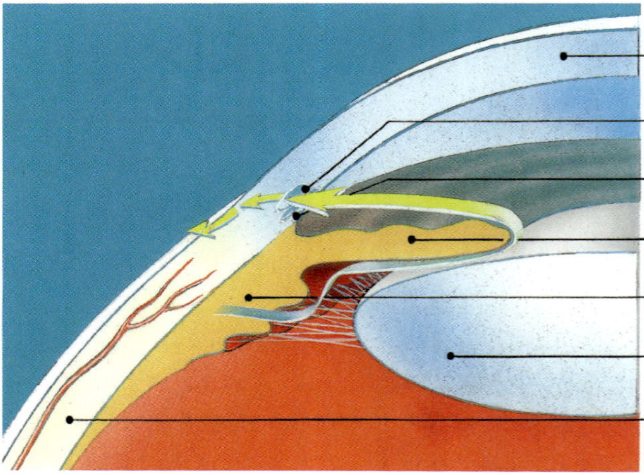

Abb. 12: Trabekulärer Abflussweg des Kammerwassers durch das Schwammwerk zum Schlemm'schen Kanal und den Kammerwasservenen

2. **„Uveoskleraler Abfluss"** (Aderhaut-Lederhautweg, uvea= Aderhaut, sklera=Lederhaut) (Abb. 13): An der Irisbasis im Kammerwinkel wird Kammerwasser – allerdings wesentlich weniger als durch das Maschenwerk – abgeleitet. Es wird der Aderhaut zugeführt, die ebenfalls viel Wasser aufnehmen kann. Durch Absaugungsmechanismen wird es zu den Venen der Lederhaut weitergeleitet.

Neue Forschungsergebnisse haben gezeigt, dass es noch einen dritten Abflussweg gibt: über den Glaskörperraum zur Netzhaut und zur Aderhaut (Abb. 14). Die so abgeleitete Menge beträgt mindestens 0,3 ml pro Tag, d.h. etwa ein Zehntel der gesamten abgeleiteten Flüssigkeit. Somit ist nicht nur der Abtransport in der Region des vorderen Kammerwinkels („Ort des Abflusses" nach allgemeinem Verständnis) wichtig, sondern Netzhaut und Aderhaut haben als ableitendes System einen Stellenwert.

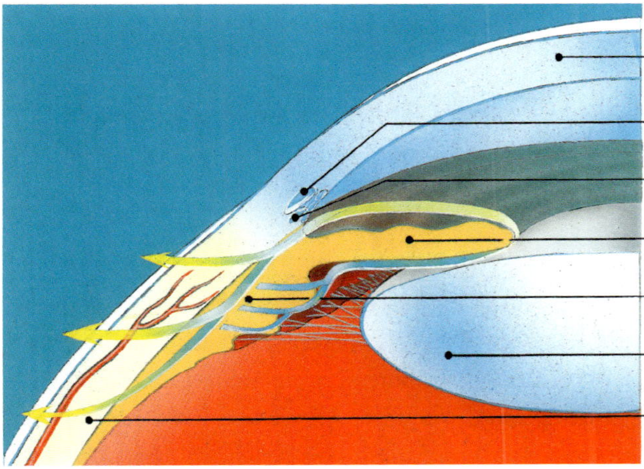

Abb.13: Uveoskleraler Abflussweg an der Iriswurzel zur Aderhaut und den Venen der Lederhaut

Neu sind also die Erkenntnisse, dass die Flüssigkeitsräume des Auges (vordere Augenkammer, hintere Augenkammer, Glaskörperraum) mit Netzhaut und Aderhaut und sogar mit dem Gehirn in Verbindung stehen und Flüssigkeiten austauschen. Durchblutungsstörungen im Auge können diesen Flüssigkeitstransport stören. So stehen also die Durchblutung des Auges und der Augeninnendruck in einem Zusammenhang.

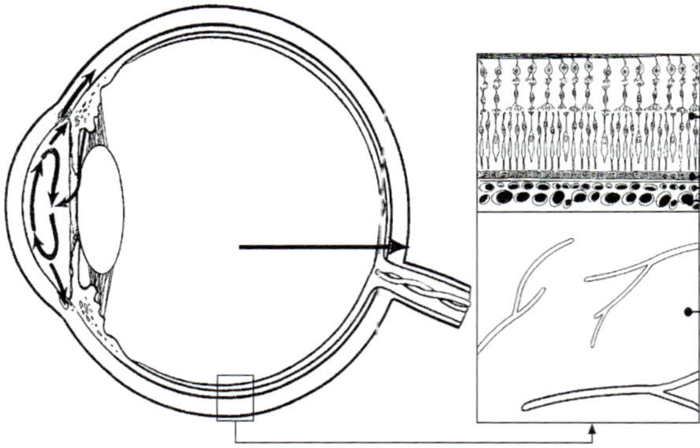

Abb. 14: Dritter Abflussweg des Kammerwassers. Das Kammerwasser gelangt durch den Glaskörper zur Netzhaut. Dort wird es quasi aufgesaugt und zur Aderhaut weitergeleitet.

Weiterhin ist es wichtig zu wissen, dass der Ziliarkörper ein Muskel ist, der sich anspannen und entspannen kann. Auch das Maschenwerk in der vorderen Augenkammer hat die Fähigkeit, durch Anspannung oder Entspannung die Maschenweite zu verändern. Es ist also vorstellbar, dass Stress aber auch Entspannungsmethoden die Arbeit von Ziliarkörper und Maschenwerk beeinflussen. Man weiß auch seit neuerem, dass das Maschenwerk kein passives Filter- oder Weiterleitungssystem des Kammerwassers ist. Durch Anspannung oder Entspannung kann es den Abfluss von Kammerwasser behindern oder fördern. Diese Regelung unterliegt dem vegetativen Nervensystem, funktioniert also unbewusst und quasi automatisch. Man kann sich gut vorstellen, was Stress (=Anspannung) hier anrichten kann.

! Das Wichtigste in Kürze:

Die Regulierung des Augeninnendruckes erfolgt im wesentlichen über die Menge des abfließenden Kammerwassers, besonders über das Schwammwerk im Kammerwinkel. Weitere Abflusswege sind der Aderhaut-Lederhautweg und die Ableitung von Kammerwasser über den Glaskörperraum zur Netzhaut und zur Aderhaut.

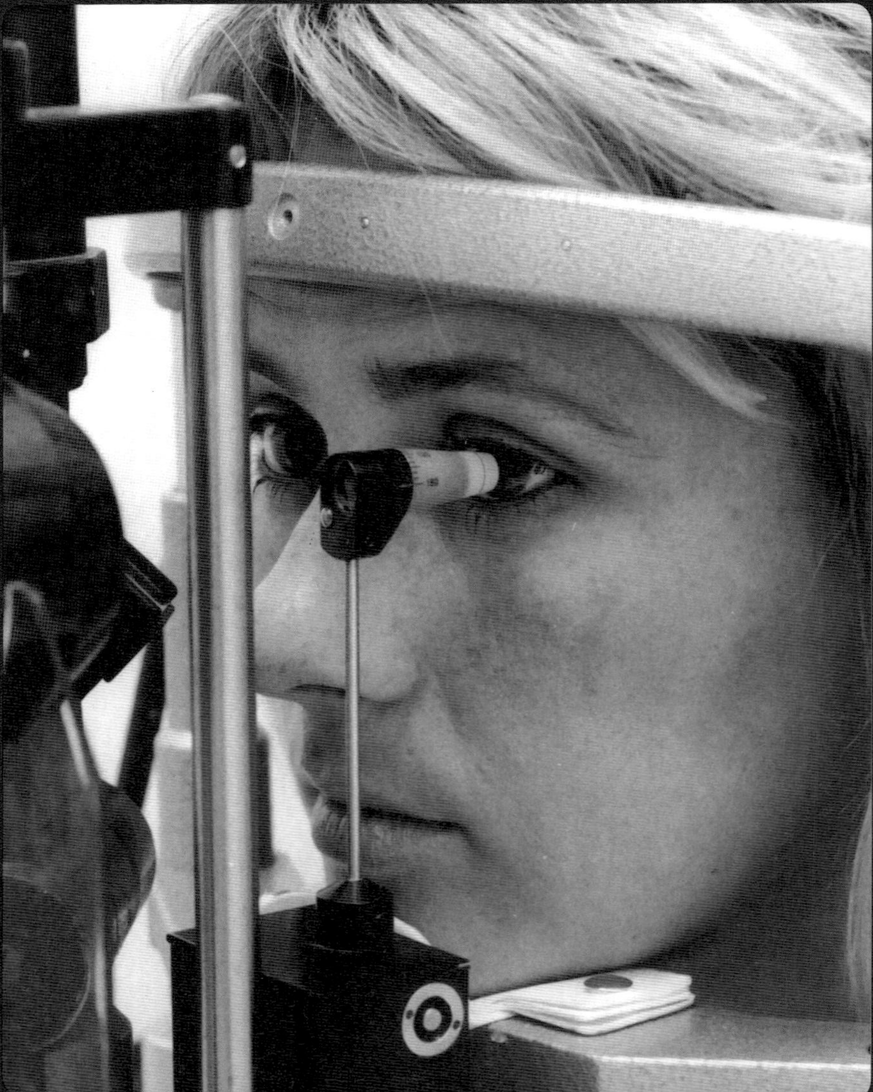

Abb. 15: Messung des Augeninnendruckes mit dem so genannten Goldmann Applanations-Tonometer.
Das Messköpfchen wird auf die Hornhaut aufgesetzt. Mit geringem Kraftaufwand (messbar am Drehrädchen) wird die Hornhaut ein wenig abgeplattet. Dies geht leicht bei „weichen" Augen und entsprechend schwer bei „harten" Glaukomaugen. (Vorher wurden Augentropfen verabreicht, die die Augenoberfläche vorübergehend unempfindlich machen.)

Kapitel 4: Diagnostik und Messmethoden

Worum es in diesem Kapitel geht:

- Druckmessung und Sehnervenbeurteilung
- Gesichtsfeldmessung
- Kammerwinkelspiegelung
- Provokationstest „Wasserstoß“
- Hornhautdicke-Messung (Pachymetrie)
- **Das Wichtigste in Kürze**

Bei der augenärztlichen Untersuchung wird der Arzt eine Reihe von Fragen stellen. Wichtig ist neben dem Alter das Abfragen der familiären Belastung (Gibt es Familienmitglieder, bei denen bereits ein Glaukom diagnostiziert wurde?). Zudem wird der Patient nach Allgemeinerkrankungen und anderen Augenerkrankungen gefragt und wie diese behandelt werden.

Dann wird der Augenarzt nach den subjektiven Hinweisen fragen, d.h. nach Symptomen, die der Patient selbst wahrnimmt (z.B. verminderte Sehfähigkeit, Gesichtsfeldstörungen oder -ausfälle).

Bei der anschließenden Untersuchung wird besonders auf folgendes geachtet:

- Sehschärfe
- Augeninnendruck
- Große Sehnervenausbuchtung
- Druckveränderung im Tag- und Nachtrhythmus!
- Druckanstieg unter Cortison (ca. 10 % der Menschen reagieren unter Cortison mit einer Erhöhung des Augeninnendruckes)
- Blutungen am Sehnervenrand oder Gefäßverschlüsse im Auge (z.B. Thrombosen)

- Kurzsichtigkeit, Weitsichtigkeit, Pseudoexfoliationssyndrom (PEX), Pigmentdispersion (→ S. 157 ff).
- Allgemeinerkrankungen wie z. B. Arteriosklerose, vasospastisches Syndrom, Blutdruckschwankungen, Diabetes, Herzrhythmusstörungen, gestörte Blutzusammensetzung, Lungenerkrankungen etc.

Die wichtigsten Untersuchungen, die jeder Augenarzt bei Verdacht auf Glaukom durchführt, sind bzw. sollten sein:

- Druckmessungen zu verschiedenen Tageszeiten (!), auch nachts unter stationären Bedingungen
- Sehschärfe prüfen
- Gesichtsfeldprüfung
- Sehnervenbeurteilung
- Kammerwinkelspiegelung (Gonioskopie)
- Messung der Hornhautdicke (Pachymetrie)

Messung des Augeninnendruckes

Der wichtigste und zuverlässigste Anhaltspunkt für ein Glaukom ergibt sich aus der Messung des Augeninnendruckes. Da ein einmaliger Druckwert, zumindest wenn er normal ausfällt, nichts besagt, sollte zu verschiedenen Tageszeiten gemessen werden. Der normale und bekannte Tagesrhythmus des Augeninnendruckes ist in Glaukomaugen verloren gegangen. Man muss daher unter Umständen häufige Druckmessungen durchführen, um den tatsächlichen Höchstwert zu ermitteln und dann entsprechend handeln zu können. Es empfiehlt sich durchaus auch ein Wasserbelastungstest, mit dem man die Druckwerte der frühen und aussagekräftigen Morgenstunden oder unter Stress simulieren kann. Eine Druckmessung nach Pupillenweitstellung kann außerdem einen Hinweis geben. Wenn man den Druck zu unterschiedlichen Tages- und Nachtzeiten erfasst hat, kann man eine so genannte 24-Stunden-Druckkurve ermitteln.

Vor der Druckmessung wird neben den Betäubungstropfen etwas flüssige Farbe (Fluorescin) in das Auge geträufelt. Das Messgerät heißt Tonometer. Beim Applanations-Tonometer (Abb. 15) wird die Hornhaut mit einem Messinstrument auf ein festgelegtes Maß abgeflacht. Die dazu nötige

Kraft wird auf einer Skala in Millimeterstrichen angegeben und ergibt den momentanen Augeninnendruck, der in mm/Hg, also Millimetern auf der Quecksilbersäule, angegeben wird. Die Luftdruck-Tonometer messen ohne Berührung und sind nicht ganz so genau, eignen sich aber zum Screening.

Der Augenarzt sollte möglichst selbst messen, da er die größte Erfahrung hat. Zu bedenken ist auch, dass die Druckmessung beeinflusst wird durch die Menge des eingebrachten Farbstoffes Fluoreszein (breite Farbstreifen geben ungenaue Messung) sowie durch die Hornhautdicke. Bei einer dünneren Hornhaut entsteht ein zu tiefer Wert, bei einer relativ zu dicken Hornhaut ein zu hoher Wert (durch Pachymetrie = Hornhautdickemessung feststellbar). Der „normale" Augeninnendruck ist individuell unterschiedlich und schwankt im Tagesverlauf. Erhöht gilt jedoch allgemein ein Druck über 22 mm Hg. Zu bedenken ist aber auch, dass viele der Glaukompatienten öfter Werte unter 24 mm Hg aufweisen und scheinbar alles in Ordnung ist. Bei Patienten mit Normaldruckglaukom muss der Druck 12 bis maximal 16 mm Hg sein.

Zieldruck – Ein sehr wichtiges Kriterium

Für jeden Patienten mit gesichertem Glaukom gibt es einen ganz persönlichen Zieldruck, den es zu erreichen gilt, damit kein weiterer Schaden auftritt. Der Zieldruck hängt von folgenden Faktoren ab:

- Glaukomart
- Ausmaß der Gesichtsfeldausfälle
- Sehnervenbefund
- Allgemeinerkrankungen

Zwei Beispiele sollen dies erläutern: Bei einem ansonsten gesunden Patienten mit primärem Offenwinkelglaukom und wenig Gesichtsfeldausfällen ist der Zieldruck ≤ 18 mm Hg. Dieser sollte aber, z.B. unter Stress oder im 24-Stunden-Verlauf, nicht höher sein. Ein anderer Patient hat ein Normaldruckglaukom, große Ausfälle im Gesichtsfeld und einen Sehnervenschaden. Zusätzlich leidet er unter Allgemeinerkrankungen wie Herz-Kreislauferkrankungen. Dieser Patient sollte keinesfalls einen Wert über 16 mm Hg haben. Sein Zieldruck liegt im Idealfall bei 12–14 mm Hg.

Messung der Hornhautdicke (Pachymetrie)

Wichtig ist auch eine Ultraschallmessung der Hornhautdicke (Pachymetrie), um zu klären, ob der gemessene Wert des Augeninnendruckes stimmt. Normalerweise beträgt die Hornhautdicke im Mittel 550 μm. Bei einer dünneren Hornhaut misst man falsch zu niedrig und wähnt sich zu leicht in Sicherheit, es müssen evtl. 1–4 mm Hg zum erhaltenen Messwert addiert werden. Umgekehrt misst man bei einer dickeren Hornhaut falsch zu hohe Werte und kann dann entsprechend einer Korrekturtabelle etwas abziehen. Die zentrale Hornhautdicke steht auch mit der Prognose der Erkrankung im Zusammenhang. Je dünner die Hornhaut desto höher das Risiko einer Verschlimmerung des Glaukoms und desto sorgfältiger muss der Patient therapiert und überwacht werden.

Eine neue Messmethode (DCT = Dynamic Contour Tonometrie), die unabhängig von der Hornhautdicke ist, misst den Druck über die Augenpulsamplitude. Mit dieser Untersuchung erhält man eine Information über die Höhe des Augeninnendruckes. Die hörbare Pulswelle liefert zusätzlich Informationen zur Durchblutung des Auges und zu manchen Herzfunktionen (z. B. schneller, langsamer, unregelmäßiger Herzschlag).

Sehnervbeurteilung

Als nächstes wird der Augenarzt den Sehnerv beurteilen (Abb. 16a–d). Dabei sind Größe, Tiefe und Breite der Ausbuchtung wichtig. Ein erhöhter Druck auf den Sehnerv und Durchblutungsstörungen führen zur Zerstörung von Sehnervengewebe, so dass sich der Sehnervenkopf nach hinten ausbuchtet. Der Arzt wird bei der Beurteilung auch den so genannten neuroretinalen Randsaum betrachten.

Wenn möglich, sollte der Arzt ein Foto des Sehnervs (Abbildung 16 a und c) anfertigen oder eine Sehnervenmessung (Papillometrie) durchführen. Besser wäre sogar, die Sehnervenoberfläche computergesteuert dreidimensional zu erfassen (Geräte sind aber relativ teuer, und die Untersuchung ist zur Zeit noch keine Kassenleistung).

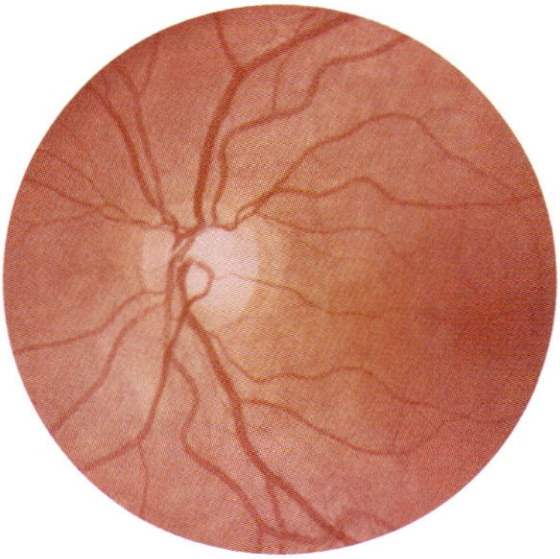

Abb. 16a: Sehnervenscheibe eines gesunden Auges (→ Abb. 6)

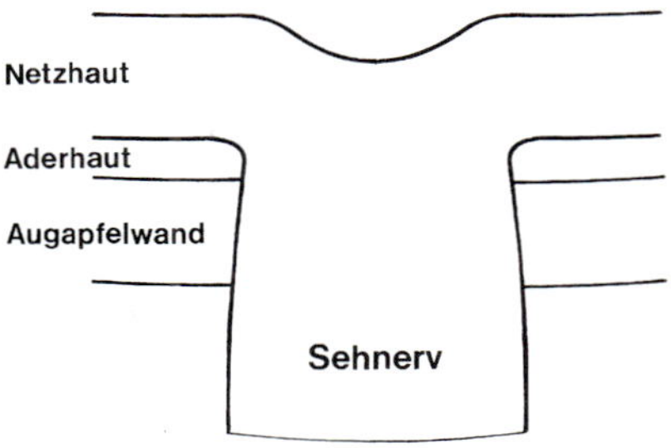

Abb. 16b: Schematische Darstellung der normalen „Tiefe“ des Sehnerven

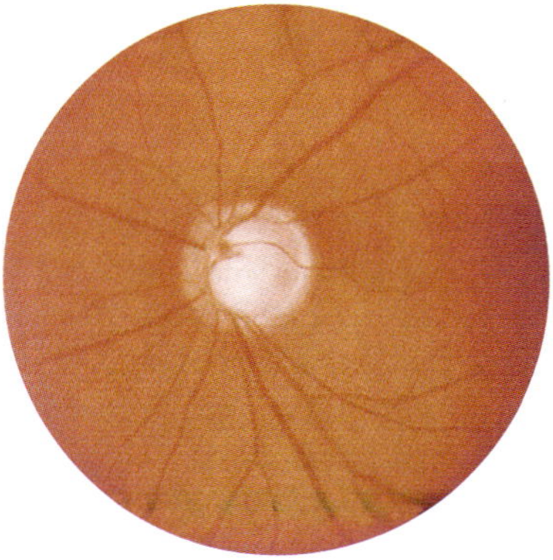

Abb. 16c: Sehnerv bei Grünem Star. Der Sehnerv ist scharf begrenzt und blass durch Schwund von Sehnervengewebe. Der Gefäßstamm ist seitwärts an den Rand gedrückt, die Gefäße scheinen „spazierstockartig“ am Rande aufgehängt.

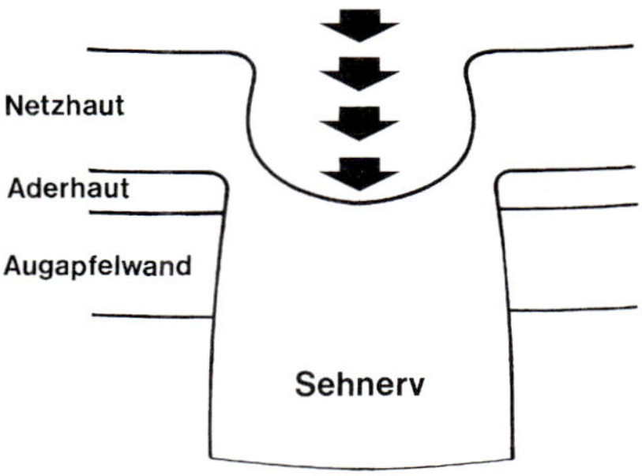

Abb. 16d: Schematische Darstellung eines „excavierten“, d. h. nach hinten ausgehöhlten Sehnervenkopfes.

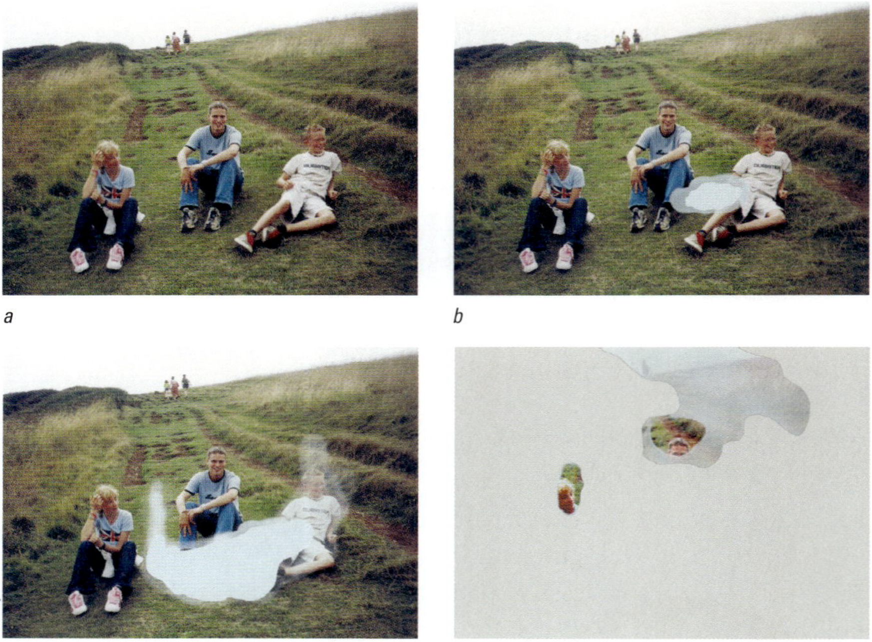

a b c d

Abb. 17: Glaukomatöser Gesichtsfeldausfall
Abbildung 17a zeigt ein Bild, wie es von einem gesunden Auge wahrgenommen wird. In 17b ist als erstes Zeichen des beginnenden Gesichtsfeldausfalles eine Vergrößerung des blinden Flecks bemerkbar. Der blinde Fleck ist eine Stelle im Gesichtsfeld, an der man nichts sehen kann, weil dort keine Stäbchen und Zapfen, sondern nur Sehnervenfasern sind. Er entspricht im Auge der Sehnervenscheibe. Im Alltag bemerkt man diesen blinden Fleck gar nicht. Nur bei einer Gesichtsfeldprüfung kann er festgestellt werden. Bei weiterer Schädigung breitet sich das Dunkelfeld vom blinden Fleck ausgehend oft bogenförmig aus (17c), bis es zu einer fast vollständigen Erblindung kommt (17d).

Gesichtsfeld

Bereits vorhandene Schäden der Sehbahn, aber auch der Verlauf der Erkrankung können durch die Überprüfung des Gesichtsfeldes festgestellt werden. Diese sollte mindestens einmal jährlich durchgeführt werden, in schwierigen Fällen sehr viel häufiger! Eventuell hängt die Entscheidung über einen operativen Eingriff davon ab.

Kammerwinkelspiegelung (Gonioskopie)

Die Kammerwinkelspiegelung gehört zur Grunduntersuchung bei Glaukom. Sie erlaubt eine Beurteilung der Kammerwinkeltiefe und ist nötig, um die Glaukomform festzulegen. Aus der Form des Glaukoms (Engwinkelglaukom, Offenwinkelglaukom, Pigmentglaukom etc.) werden dann entsprechende therapeutische Konsequenzen gezogen.

Tag- und Nacht-Profilmessung

Will man einen genauen Überblick über die Tagesschwankungen des Augeninnendruckes haben und vor allem die höchsten Werte bemerken, muss man eine Langzeitmessung des Druckes durchführen, was nur unter stationären Bedingungen möglich ist. Studien haben gezeigt, dass 50 % der auffälligen Messwerte eines Glaukompatienten außerhalb der üblichen Praxisöffnungszeiten liegen. Es ist daher sinnvoll, manche Patienten für bis zu drei Tage stationär aufzunehmen und den Augeninnendruck rund um die Uhr zu messen. Der Druck wird alle drei Stunden, auch nachts (um 24:00 Uhr, 3:00 Uhr, 6:00 Uhr), gemessen. Auf diese Weise erhält man einen guten Überblick über die Tagesdruckschwankungen.

Argumente, die für eine stationäre Aufnahme sprechen:

- Die Tropfen werden vom Personal verabreicht, so dass eine zuverlässige Applikation gewährleistet ist.
- Die Messung über drei Tage gibt zuverlässigere Werte als eine 24-Stunden-Messung.

Normale Schwankungen des Augeninnendrucks liegen bei unter 5 mm Hg im Tagesgang. Werte über 5 mm Hg weisen mit hoher Wahrscheinlichkeit auf eine Glaukomerkrankung hin, auch wenn noch keine Gesichtsfeldausfälle bemerkbar sind. Bedenkenswert ist, dass im Liegen gemessene Werte durch den erhöhten Druck in den Augapfelvenen immer höher ausfallen.

Es ist immer sinnvoll, auch den Blutdruck über 24 Stunden zu erfassen. Meist ist der Augeninnendruck in den frühen Morgenstunden erhöht, der Blutdruck aber niedrig, so dass zwei schädigende Komponenten zusammentreffen können.

Besonders für folgende Patienten ist eine Langzeitprofilmessung wichtig:

- Patienten mit okulärer Hypertension (erhöhter Augeninnendruck ohne Sehnervenschädigung)
- Patienten mit einer Verschlechterung der Befunde des Gesichtsfeldes und des Sehnervs bei anscheinend gut eingestelltem Augeninnendruck
- Patienten mit unklaren Sehnervenerkrankungen
- Patienten mit Behinderung
- Patienten, bei denen nicht sicher ist, ob sie zuhause regelmäßig tropfen

Wasserbelastungstest

Beim Wasserbelastungstest oder Wasserstoßtest wird zunächst der Augeninnendruck gemessen. Anschießend trinkt der Patient einen Liter Wasser. Nach 20 Minuten und dann noch zweimal im Abstand von etwa 20 bis 30 Minuten wird der Augeninnendruck des Patienten erneut gemessen. Aus der Höhe des Druckanstiegs kann man erkennen, ob ein Glaukom vorliegt bzw. ob der Patient mit drucksenkenden Maßnahmen gut eingestellt ist: Ist der Zieldruck erreicht?

Es gibt eine Reihe von weiteren, speziellen Untersuchungsmethoden, die nur an Augenkliniken oder anderen Forschungszentren durchgeführt werden (→ Teil IV, Kap. 3). Die Palette der technischen Möglichkeiten heute ist groß. Viele Verfahren befinden sich in der Entwicklung und sind wie Steinchen in einem großen Mosaik. Je vollständiger das Bild wird, desto genauer wird die Erkenntnis über die Glaukomerkrankung sein.

Man muss aber auch bedenken, dass diese hochentwickelten Methoden immer kleinere, einzelne Details des Glaukoms betrachten und vielleicht die Krankheit als Ganzes zu verstehen versuchen und den Menschen dabei immer weniger sehen.

! Das Wichtigste in Kürze:

Die wichtigsten Untersuchungen, die jeder Augenarzt bei Verdacht auf Glaukom durchführt, sind Druckmessungen zu verschiedenen Tageszeiten, Gesichtsfeldprüfung, Sehnervenbeurteilung, Kammerwinkelspiegelung, Pachymetrie und Wasserbelastungstest.

Eine einmalige Messung des Augeninnendruckes reicht zur Sicherung der Diagnose Glaukom grundsätzlich nicht aus. Weitere Untersuchungsmethoden, die der Augenarzt oder die Forschungszentren der Augenkliniken zur Verfügung haben, können bei der Feststellung helfen.

Kapitel 5: Glaukom und Begleiterkrankungen

Worum es in diesem Kapitel geht:

- Glaukom als Teil einer Allgemeinerkrankung
- Herz-Kreislauf- und Gefäßerkrankungen
- Störungen der Blutdruckregulation
- **Das Wichtigste in Kürze**

Inzwischen ist ausreichend belegt, dass das Glaukom in der Regel kein isoliertes Augenproblem, sondern Teil einer Allgemeinerkrankung des Körpers ist. Besonders Herz- und Augenerkrankungen sind miteinander gekoppelt. Da Blutdruck und Durchblutung auch noch von psychischen Faktoren abhängig sind, handelt es sich also auch bei Glaukom um eine Augenerkrankung mit psychosomatischen Einflussmöglichkeiten.

Die Auswertung einer Erhebung von über 24.000 Patienten mit Glaukom ergab folgende Begleiterscheinungen:

- Hoher Blutdruck: 46 %
- Erhöhte Blutfettwerte: 40 %
- Hörsturz u. Tinnitus: etwa 38 %
- Kalte Hände und Füße: 30 %
- Verengung der Herzkranzgefäße (Angina pectoris): 25 %
- Diabetes: 19 %
- So genannte „Schaufensterkrankheit" (d.h. häufig stehen bleiben müssen beim Spazierengehen): 15 %
- Niedriger Blutdruck: 13 %
- Migräne: 5 %

Des Weiteren haben die neuen Forschungsergebnisse gezeigt, dass bei Patienten mit Glaukom eine körpereigene Substanz, das Endothelin (sie heißt so, weil sie aus den innersten Zellen der Gefäße, den Endothelien, stammt), sowohl im Auge als auch im peripheren Blut erhöht ist.

Da Endothelin die Empfindlichkeit gegenüber den Stresshormonen Adrenalin und Noradrenalin erhöht, kann es selbst zu den Stresshormonen im weitesten Sinne gerechnet werden. Patienten mit erhöhten Endothelinwerten reagieren also besonders stark auf das Hormon Adrenalin, das unter Stress vermehrt ausgeschüttet wird. Endothelin und Adrenalin führen aber zu einer schlechten Durchblutung im Auge und dadurch zu entsprechenden Schäden. Patienten mit angeborener (meist genetisch bedingter) Erhöhung des Endothelins haben eine so genannte primäre vaskuläre Dysregulation (früher „vasospastisches Syndrom" genannt).

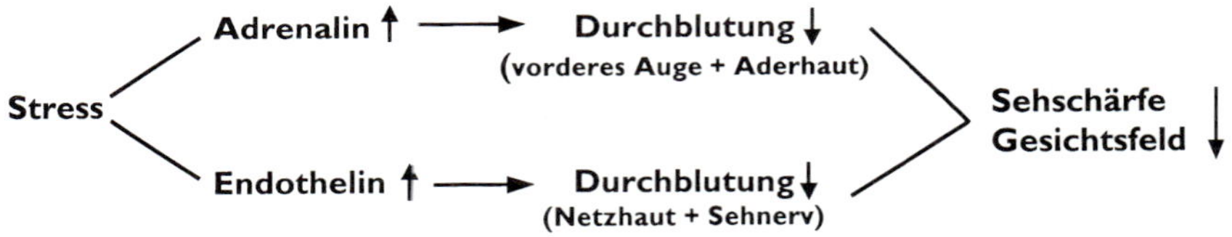

Deutsche Studien zeigen, dass etwa 90 % aller Glaukompatienten auch zu Herz-Kreislauf- oder anderen Gefäßerkrankungen neigen.

Bei den häufigeren Glaukomformen ergibt sich als wahrscheinliche Ursache für Schäden folgendes Bild:

- Beim Normaldruckglaukom (NDG) ist der Hauptschädigungsfaktor die schlechte Durchblutungssituation! Außerdem ist der Sehnerv besonders druckempfindlich und leidet auch bei scheinbar gutem Augeninnendruck.
- Beim normalen Offenwinkelglaukom sind die schlechte Durchblutung und der erhöhte Augeninnendruck verantwortlich für die Schädigungen.
- Bei der okulären Hypertension (Glaukomvorstufe ohne nachweisbare Schädigungen) steht die Erhöhung des Augeninnendrucks im Vordergrund.

Bei Menschen mit einfachem Offenwinkelglaukom ist häufig der Blutdruck erhöht. Außerdem ist die Autoregulation der Durchblutung im Sehnerv auf höherer Stufe einreguliert. (Autoregulation bezeichnet die Fähigkeit der Netzhautgefäße, die Durchblutung eigenständig und unabhängig vom allgemeinen Blutdruck zu regulieren.) Kommt es dann zu einem Blutdruckabfall, wird der Sehnerv schlecht durchblutet, die Prozesse der Autoregulation greifen nicht. Das hat entsprechende Folgen. Für Patienten mit niedrigem Blutdruck gilt, dass stärkere Blutdruckabfälle und niedrige diastolische Werte den Sehnerv gefährden. **Deshalb sind 24-Stunden-Blutdruckmessungen bei Glaukompatienten dringend erforderlich. Sowohl Druckspitzen wie Druckabfälle findet man oft erst nach längerem Suchen.**

Die Durchblutung des Auges ist besonders bei Patienten mit vasospastischem Syndrom verändert. Das sind Patienten mit kalten Händen und/oder kalten Füßen, die zu Ohrgeräuschen (Tinnitus) oder sogar Hörsturz, zu Migräne und Verengung der Herzkranzgefäße (Angina pectoris) neigen. Außerdem leiden sie oft an niedrigem Blutdruck und mangelndem Durst. Ausgelöst wird die Verkrampfung der Gefäße z.B. durch Stress, Kälte oder Nikotin (→ weiter unten Kapitel 6).

Wegen der eminent wichtigen Bedeutung internistischer Begleiterkrankungen für das Glaukom hat die europäische Glaukomgesellschaft Empfehlungen zu Krankheitsbildern ausgesprochen, die hauptsächlich abgeklärt werden sollten (zeigen Sie diese Liste evtl. auch Ihrem Hausarzt oder Internisten):

- Zu niedriger oder zu hoher Blutdruck
- Zu langsamer oder zu schneller Puls (Herzfrequenz)
- Von der Norm abweichende Blutzuckerwerte
- Von der Norm abweichende Blutfettwerte
- Migräne
- Raynaud Syndrom (sekundäres vasospastisches Syndrom)
- Neurologische Erkrankungen
- Schilddrüsenerkrankungen
- Hinweise auf große Blutverluste in der Anamnese
- Nierenerkrankung
- Zigaretten- und Alkoholmissbrauch
- Homocysteinspiegelbestimmung (erhöhte Werte gehen mit erhöhter Inzidenz von koronarer Herzkrankheit, Arteriosklerose und vielen anderen Erkrankungen einher), besonders wichtig für Patienten mit PEX-Glaukom)
- Schlafapnoe

Für Glaukompatienten ist die **Blutdrucksituation** besonders wichtig, d. h. der Arzt muss die 24-Stunden-Blutdruckmesswerte sorgfältig studieren: **Hoher Blutdruck** schädigt die Gefäßwände und führt zu Durchblutungsstörungen der Augen mit entsprechenden Konsequenzen (Sehschärfeverlust, Gesichtsfeldverschlechterung). Bei der Therapie ist Folgendes zu bedenken:

- Stark schwankender Blutdruck ist gefährlich für den Sehnerv.
- Für Patienten mit Bluthochdruck ist es auch nachteilig, wenn der Blutdruck nachts gar nicht abfällt (so genanntes Non-Dipping). Patienten mit einem nächtlichen Blutdruckabfall von weniger als 10 % (Non-dipper) haben offenbar ein erhöhtes Risiko für schwerwiegende Herz-Kreislauferkrankungen. Bei 50 % der betroffenen Patienten führt das Non-dipping außerdem zum Fortschreiten der Glaukomerkrankung.
- Das gleiche gilt für extrem absinkende Werte; also starke Blutdruckabfälle vermeiden!
- Unbedingt nächtliche Hypotonien (niedriger Blutdruck) vermeiden, Werte unter 90/50 sind gefährlich für die Augen! (siehe weiter unten die Empfehlungen zum vasospastischen Syndrom)
- Eine blutdrucksenkende Therapie soll möglichst mit Kalziumantagonisten erfolgen.

Auch Blutdruckwerte unter 100/60 mm Hg (**niedriger Blutdruck**) schaden dem Gehirn und dem Sehnerv (24-Stunden-Blutdruckmesswerte beachten!). Bei niedrigem Blutdruck darf keine Glaukomtherapie mit Betablockern erfolgen, da diese den Blutdruck weiter senken.

! Das Wichtigste in Kürze:

Glaukom ist in der Regel Teil einer Allgemeinerkrankung des Körpers. Besonders Herz-Kreislauferkrankungen und eine gestörte Blutdrucksituation werden bei Glaukompatienten beobachtet. Wichtig ist daher neben den augenärztlichen Untersuchungen die allgemeine internistische Abklärung.

I. Strempel: Glaukom – mehr als ein Augenleiden: Handbuch für Patienten (Krankheitsbild und Begleiterkrankungen; konventionelle und ergänzende Therapien; Medikamente und Mikronährstoffe; Tipps für den Alltag). Heidelberg: Dr. R. Kaden Verlag (im Druck)

Kapitel 6: Therapie

Worum es in diesem Kapitel geht:

- Senkung des Augeninnendruckes
- Zusätzliche Informationen für Patienten mit vasospastischem Syndrom
- Kontrolluntersuchungen
- **Das Wichtigste in Kürze**

Senkung des Augeninnendruckes

Wenn bei einem Patienten ein Glaukom festgestellt wurde oder der Verdacht auf ein Glaukom besteht, gibt es eine Fülle von Überlegungen, die angestellt werden müssen, um für den Betroffenen die richtige Therapie festzulegen. Um die hohe Kunst der Glaukomtherapie zu beherrschen, muss der Augenarzt nicht nur vom Auge etwas verstehen, sondern sehr viele Hintergrundinformationen über den Patienten haben. Auch die zahlreichen Gegenanzeigen und Nebenwirkungen der Glaukommedikamente sind wichtig. Aus den vielen Methoden der konservativen und operativen Therapien und mit der Kenntnis von den möglichen Begleittherapien und Komplikationen kann für jeden Einzelnen ein maßgeschneidertes Konzept erarbeitet werden, um dauerhafte Schäden zu vermeiden. Dabei sind Alter, Intellekt und Lebensumstände des Patienten genauso wichtig wie seine sonstige Krankengeschichte und seine Vorstellung von Lebensqualität. Vor Therapiebeginn sind einige Überlegungen anzustellen:

- Welcher Augeninnendruckwert soll durch die Therapie erreicht werden und ist erforderlich? (→ „Zieldruck" S. 45)
- Welches Risiko besteht für den Sehnerv und für das Gesichtsfeld, falls die Therapie nicht eingeleitet wird oder nicht ausreicht?

- Wie häufig müssen entsprechende Medikamente und Begleittherapien angewandt werden, um ausreichende Drucksenkung zu erzielen?
- Welche Grunderkrankungen des Patienten gibt es zu bedenken?
- Welche Auswirkungen können die Augentropfen auf das Auge selbst oder den Körper haben?
- Welche Auswirkungen kann die internistische Therapie auf das Auge haben?

Eine Therapie zur Senkung des Augeninnendruckes muss auf jeden Fall begonnen werden, wenn ein erhöhter Augeninnendruck bereits zu einem Glaukomschaden geführt hat.

Außerdem ist die Therapie erforderlich, wenn die Anzeichen für eine Schädigung schon gegeben sind. Hierzu gehören:

- Augeninnendruck über 28 mm Hg, auch wenn noch keine typischen Sehnerven- oder Gesichtsfeldausfälle zu sehen sind
- Mäßig erhöhter Augeninnendruck bei gleichzeitigem Bestehen von Risikofaktoren
- Augeninnendruck im oberen Normbereich (17 bis 21 mm Hg) mit bereits sichtbaren Veränderungen des Sehnervs und des Gesichtsfeldes
- Mäßig erhöhter Augeninnendruck, der im Belastungstest (Wasserbelastung, Weitstellung, Stressexposition) deutlich ansteigt

Bei einem erhöhten Innendruck ohne Schäden, einer okulären Hypertension, streiten sich die Experten noch über Sinn und Zeitpunkt einer Glaukomtherapie. Bei familiärer Glaukombelastung oder anderen Risikofaktoren sollte aber unbedingt früh damit begonnen werden.

! Wichtig:

Auf welches Therapieschema im Einzelfall zurückgegriffen werden sollte, wird Ihr Augenarzt mit Ihnen erarbeiten oder selbst festlegen. Schon zu Behandlungsbeginn sollte Ihnen die Wichtigkeit und Bedeutung Ihres Krankheitsbildes bewusst werden. Es muss Ihnen klar sein, dass bei unregelmäßiger oder unzureichender Anwendung der Glaukomtropfen ein unwiederbringlicher Schaden entsteht und Sie

dann für die entstehende Erblindung selbst verantwortlich sind. Bitte beachten Sie, dass die Maßnahmen der Drucksenkung ein absolutes Muss sind. Wenn sich Ihr Augenarzt nicht ausreichend Zeit nimmt, um im Gespräch mit Ihnen auf die Umstellung der Lebenssituation und deren Folgen einzugehen, sollten Sie unbedingt nachfragen!
Bitte denken Sie auch selbst daran, dass das Therapieziel permanent sorgfältig kontrolliert werden muss. Eine spontane Drucksenkung durch die Glaukomtropfen muss nicht unbedingt mit einem langanhaltenden Erfolg verbunden sein. Deshalb sollte nach Therapiebeginn im Abstand von ein bis zwei Wochen zu verschiedenen Tageszeiten, jeweils vor der nächsten Augentropfenanwendung, gemessen werden. Bei gut eingestelltem Glaukom sollte mindestens halbjährlich, bei schon vorhandenen Schäden öfter kontrolliert werden!
Da für verschiedene Medikamentengruppen (z.B. Betablocker, Alpha-Adrenergika, Pilokarpin) ein Wirkungsverlust nach bestimmter Zeit beobachtet wird, ist unter Umständen eine Therapieumstellung notwendig. Auch ein „Wasserstoß“ sollte unter Therapie durchgeführt werden. Der Druck ist nur dann gut eingestellt, wenn bei dieser Provokation oder bei den 24-Stunden-Messungen der individuelle Zieldruck nicht überschritten wird. Bei Normaldruckglaukom oder primärer vaskulärer Dysregulation muss er unbedingt deutlich darunter liegen, und zwar unter 16 mm Hg.

Augenärzte beklagen als schwerwiegendes Problem in der Therapie des Glaukoms die mitunter mangelnde Mitarbeit der Patienten. So haben Nachkontrollen und statistische Analysen ergeben, dass etwa 50% der Patienten ihre Therapie unregelmäßig anwenden und etwa 40% der Glaukompatienten ihre Präparate viel zu selten benutzen. Andere Patienten (etwa 20%) wiederum meinen, das Präparat häufiger nehmen zu müssen als vom Augenarzt angeordnet. Wenngleich letzteres zumeist nicht gerade tragisch ist, so ist es um so gefährlicher, die Glaukomtropfen zu „vergessen“ oder nach Gutdünken zu benutzen. Bei den Prostaglandinderivaten (derzeit z.B. Travatan®, Xalatan®, Taflotan®, Monoprost® und Generika) erhöht ein Zuviel an Tropfen (z.B. 2 mal) den Augendruck, statt ihn zu senken. Wegen der allgemeinen Nebenwirkungen mancher Augentropfen (z.B. Betablocker) muss man Mehrfachanwendungen oder Überdosierung vermeiden. Der Patient muss in aller Dringlichkeit darüber aufgeklärt sein, dass das Auslassen der Tropfen einen unwiederbringlichen Sehverlust zu Folge haben kann. Eine Aufstellung der gegenwärtig verfügbaren Medikamente mit Beschreibung der Wirkungen und Nebenwirkungen finden Sie in Teil IV des Buches.

Zusätzliche Therapieempfehlung für Patienten mit primärer vaskulärer Dysregulation („vasospastisches Syndrom")

Vasospasmus ist eine Verkrampfung der Blutgefäße, die z.B. durch allgemeinen Stress, Erregung oder äußere Einflüsse (z.B. Kälte) ausgelöst werden kann. Patienten mit primärer vaskulärer Dysregulation (früher „vasospastisches Syndrom") leiden unter kalten Händen und Füßen und unter einer schlechten Augendurchblutung. Eine primäre vaskuläre Dysregulation muss vom Arzt abgeklärt werden, aber Sie können sich vorab selbst ein paar Fragen stellen und bei Bestätigung der Diagnose selbst mithelfen:

- Haben Sie oft kalte Hände oder Füße?
- Haben Sie wenig Durst und kommen mit wenig Flüssigkeit aus?
- Schwitzen Sie wenig?
- Leiden Sie unter Migräne?
- Haben Sie einen niedrigen Blutdruck?
- Leiden Sie unter Ohrgeräuschen (Tinnitus)?
- Gibt es in Ihrer Familie vermehrt Fälle von Angina pectoris (verengte Herzkranzgefäße), oder leiden Sie selbst darunter?
- Leiden Sie unter Hörverlust?
- Haben Sie Einschlafprobleme oder Durchschlafstörungen?

Wenn Sie eine oder mehrere dieser Fragen mit ja beantworten, könnte bei Ihnen ein vasospastisches Syndrom vorliegen. In jedem Fall sollten Sie folgendes beachten:

- Kein Schwimmen in kaltem Wasser (Vorsicht auch bei Tauchbecken in der Sauna!), Vorsicht bei Kurmaßnahmen („Kneipp")!
- Kein radikales Fasten (Nulldiät).

- Im Haushalt, z.B. beim Salat- oder Gemüseputzen, kein kaltes Wasser verwenden.
- Immer für warme Hände und Füße sorgen (warme Kleidung, aufsteigende Fußbäder etc.).
- Hände in warmem Wasser waschen.
- Ausreichend trinken (mindestens zwei Liter täglich).
- Viele kleine Mahlzeiten einnehmen, große Mahlzeiten haben einen Blutdruckabfall zur Folge.
- Abends immer etwas Salziges essen (z.B. Suppe), da Patienten mit vasospastischem Syndrom nachts viel Salz verlieren (bei hohem Blutdruck erst mit dem Hausarzt besprechen!).
- Rauchverbot, jede Zigarette verschlechtert die Durchblutung der Augen!
- Sport: Eher kurzes Krafttraining mit höherer Belastung als Ausdauertraining, da Letzteres erst zu einem Blutdruckanstieg und nachfolgend zu einer weiteren Blutdruckabsenkung führt (gelegentlich zur Austestung Sportübung mit 24-Stunden-Blutdruckgerät machen). Sport ist dennoch zu empfehlen, es reduziert das Risiko für Herz-Kreislauferkrankungen, stärkt das Immunsystem und die Psyche und hilft beim Abbau von Stresshormonen. Gut sind isometrische Übungen (Muskelanspannungen ohne Bewegung).
- Evtl. Kompressionsstrümpfe tragen.
- Achtung bei Flugreisen: Wissenschaftliche Studien ergaben, dass jeder zweite Flugzeugpassagier eine deutlich erniedrigte Sauerstoffsättigung im Blut hat. In Kabinen besteht ein Luftdruck wie auf 2500 m Höhe, d.h. der Luftdruck ist erniedrigt (hypobare Normoxie).
- Kein Aufenthalt in großen Höhen (möglichst nicht über 1000 m!), wenn schon Gesichtsfeldausfälle bestehen.
- Vorsicht auch bei großen Tiefen, also z.B. bei Tauchsport.

Was Sie zusätzlich tun können:

- 300–500 mg Magnesium täglich einnehmen, möglichst als Magnesium-Citrat (z.B. Magnesium Verla®), Magnesium wirkt entkrampfend auf die Gefäßmuskulatur.
- Vitamin C und E, Selen, Q 10 einnehmen; das sind so genannte Radikalfänger, also Stoffe, die im Körper freie Radikale (schädigende Stoffe, die

z. B. durch Umweltverschmutzung, hohe Ozonwerte oder als Stoffwechselabbauprodukte in unserem Körper entstehen) unschädlich machen.

- Ginkgo-Präparate einnehmen (führen zu einer besseren Durchblutung des Gehirns und des Sehnervs).
- Fischöl bzw. pflanzliche Öle einnehmen (Omega-3- und Omega-6-Fettsäuren).
- Versuchen Sie, den Blutdruck durch salzige Kost, besonders abends, und durch Sport zu erhöhen; nur ausnahmsweise evtl. Mineralocorticoide zur Blutdrucksteigerung einnehmen (z. B. 2 x pro Woche Fludrocortison 0,1 mg – Astonin H®).

Was für alle Glaukompatienten gilt, ist für Patienten mit zusätzlichem vasospastischen Syndrom besonders wichtig: Man muss sie auf Allgemeinerkrankungen wie Diabetes und Herz-Kreislauferkrankungen untersuchen und den Blutdruck kontrollieren.

Schließlich gibt es auch eine Reihe von Medikamenten, die Glaukompatienten mit gleichzeitigem vasospastischen Syndrom keinesfalls nehmen dürfen. Machen Sie Ihren behandelnden Arzt (Augenarzt, Hausarzt oder Internisten) darauf aufmerksam!

- Betablocker (z. B. als Tabletten bei erhöhtem Blutdruck gegeben).
- Ergotamin (Migränetabletten).
- Interferon Alpha und Beta (meist MS- oder Tumortherapie).
- Vinblastin (Tumortherapie).
- Bleomycin (Tumortherapie).

Zu vermeiden sind auch Medikamente, die die Durchblutungssituation verändern. So können z. B. Schlafmittel die Blutdruckabfälle in der Nacht verstärken.

Bei der Behandlung mit Blutdruck senkenden Calciumantagonisten ist bei Patienten mit vasospastischem Syndrom zu bedenken, dass diese Menschen oft eine höhere Medikamentenempfindlichkeit haben (wegen veränderter Transportproteine), so dass oft kleine Mengen ausreichen. Damit kann die Gefahr der Nebenwirkungen reduziert werden. **Achtung:** Bei niedrigem Blutdruck keine Medikamente (zumeist Adrenalinabkömmlinge) einnehmen, um den Blutdruck zu erhöhen!

Kontrolluntersuchungen

Glaukompatienten müssen ihren Augenbefund regelmäßig kontrollieren lassen. Die einzelnen Untersuchungen sind von der ersten Diagnosestellung bekannt.

Augeninnendruck

Mindestens viermal im Jahr muss routinemäßig der Augeninnendruck gemessen werden. Ändern sich die Befunde oder die Therapie, sollte ein neues Tagesdruckprofil erstellt werden. Fragen Sie, ob Ihr Zieldruck erreicht ist! In schwierigen Fällen unbedingt 24-Stunden-Messungen (Tag und Nacht) für Augeninnendruck und Blutdruck durchführen.

Insgesamt ist zu bedenken, dass beim Normaldruckglaukom der Augeninnendruck für den Krankheitsverlauf nicht so aussagekräftig ist wie das Gesichtsfeld und der Sehnervenbefund.

Gesichtsfeld

Bei Normaldruckglaukom muss mindestens zweimal im Jahr das Gesichtsfeld untersucht werden. Bei anderen Glaukomformen genügt meistens einmal im Jahr, bei zweifelhafter Drucklage und bei Änderungen von Sehnerv oder Gesichtsfeld häufiger.

Die Untersuchung des Gesichtsfeldes ergibt beim fortgeschrittenen Glaukom die wichtigste Information zur Verlaufskontrolle! Zur Diagnose von Frühschäden eignet sich besonders das so genannte Blau-Gelb-Gesichtsfeld (nicht bei Linsentrübungen).

Sehnerv

Mindestens einmal im Jahr muss der Sehnerv untersucht werden. Dies ist besonders bei noch nicht behandelten Formen der okulären Hypertension und bei frühen Glaukomstadien wichtig und sollte dann eigentlich öfter stattfinden. Es gibt verschiedene technische Verfahren, die nicht direkt miteinander vergleichbar sind. Sollte sich bei einer Kontrolluntersuchung herausstellen, dass die Augendrucksenkung ungenügend ist oder dass sich die anderen Befunde verschlechtert haben, gilt es, folgende Fragen zu stellen:

- Wird richtig getropft? Die Technik des Tropfens sollte bekannt sein: Man muss nach der Eingabe der Tropfen in den Bindehautsack das untere Tränenpünktchen zudrücken, damit die Augentropfen eine längere Kontaktzeit mit der Augenoberfläche haben.
- Wird ausreichend getropft? (je nach Medikament 1 bis 4 mal pro Tag)
- Wird zuverlässig getropft?
- Ist der Patient über die Bedeutung des Glaukoms und die Wichtigkeit des Tropfens aufgeklärt?
- Sind Tropfenkombinationen erforderlich?
- Ist aus verschiedenen Gründen eine Operation erforderlich?
- Ist eine zusätzliche Entspannungstherapie zur Entlastung der Psyche und zur Verminderung von Stressgefühlen sinnvoll?
- Werden die Tropfen vertragen (z. B. Allergie)?

! Das Wichtigste in Kürze:

Die Behandlung des Glaukoms ist individuell sehr unterschiedlich und muss daher vom Augenarzt für jeden Einzelnen maßgerecht zusammengestellt werden. Es gibt eine große Zahl von Medikamenten, deren Wirkungen und Nebenwirkungen bedacht werden müssen. Regelmäßige gewissenhafte Anwendung der verordneten Therapie und Kontrolluntersuchungen sind absolut notwendig, damit bleibende Schäden vermieden werden können. Wichtig ist die Kooperation mit dem Hausarzt.

Besondere Therapieempfehlungen gelten für Patienten mit primärer vaskulärer Dysregulation.

Kapitel 7: Ergänzungsmaßnahmen

Worum es in diesem Kapitel geht:

- Ernährung und Nährstoffergänzung
- Ergänzungsmedizin
- Akupunktur
- Homöopathische Begleitbehandlung
- **Das Wichtigste in Kürze**

Neben der schulmedizinischen Behandlung, die äußerst sorgfältig durchgeführt werden muss, gibt es begleitende und ergänzende Möglichkeiten, die positive Auswirkungen auf den Krankheitsverlauf haben.

Außer den Entspannungsmethoden, die im dritten Teil des Buches beschrieben werden, zählen hierzu Ernährung, Nährstoffergänzung, Ergänzungsmedizin, Akupunktur und Homöopathie.

Wie bei den meisten chronischen Erkrankungen sollte auch beim Offenwinkelglaukom regelmäßig moderater Ausdauersport getrieben werden. Beim Normaldruckglaukom sind isometrische Übungen besser als Ausdauersport. Zu vermeiden sind Sportarten, die mit Kopfstand (Druckerhöhung im Kopf) verbunden sind, z. B. Yoga, Tauchen, Bungee-Jumping etc.

Ernährung und Nährstoffergänzung

Bestimmte Stoffwechselerkrankungen wie z. B. Diabetes verändern die Gefäße und verschlechtern dadurch auch die Glaukomsituation. Es ist sehr wichtig, diese Erkrankungen zu behandeln und dadurch bestimmte Blutwerte zu regulieren: Besonders zu erwähnen sind zu hohe

Blutfettwerte, zu hoher Blutzucker, zu hohe Natriumwerte (z.B. bei hohem Blutdruck) oder zu niedrige Natriumwerte (z.B. bei primärer vaskulärer Dysregulation). Zusätzlich gilt es hier, die entsprechenden Diätmaßnahmen (also viel bzw. wenig Kochsalz) einzuhalten. Die krankhaft veränderten Blutwerte, die im wesentlichen zu einer Durchblutungsstörung des Auges führen und damit den Glaukomschaden fördern, können hierdurch verbessert werden. Die Lyon Diet Heart-Studie ergab, dass mediterranes Essen das Sterberisiko um bis zu 70% senken kann. Mediterranes Essen bedeutet, dass herkömmliche Fette gegen Oliven- und Rapsöl ausgetauscht werden und dass mehr Hülsenfrüchte, Gemüse, frisches Obst gegessen werden. Auf Wurst und Fleisch sollte man möglichst verzichten, im Austausch dafür lieber Seefisch essen. Omega 3- und Omega 6-Fettsäuren sind auch als Kapseln oder Tabletten erhältlich (Apotheke oder Reformhaus). Durch diese Art von „gesunder" Ernährung können evtl. Glaukomschäden beeinflusst oder verhindert werden.

Auch freie Radikale, die als Stoffwechselprodukte im Körper entstehen, können schädlich auf die Nervenzellen der Netzhaut wirken. Es scheint daher sinnvoll, mit der Nahrung darauf zu achten, entsprechende Radikalfänger aufzunehmen. Hierzu gehören vor allem Vitamin C, E und Selen. Vitamin A ist zusätzlich empfehlenswert für den Netzhautstoffwechsel. Es gibt inzwischen individuelle Vitamin-Therapiemöglichkeiten für Augenpatienten, die von verschiedenen Firmen angeboten werden.

Eine Magnesiumtherapie ist für Patienten mit okulärem vasospastischem Syndrom („kalte Hände – kalte Füße") unabdingbar. Eine wissenschaftliche Untersuchung (Dresden/San Diego 2001) beweist allerdings auch den Nutzen für Patienten mit normalem Offenwinkelglaukom. Die Einnahme von etwa 300 mg oder mehr Magnesium täglich als Dauertherapie zeigte nach Monaten eine Verbesserung der Durchblutungssituation. Das wiederum bedeutet Schutz für den Sehnerv.

Magnesium wirkt als Antistressmineral und ist ein schwacher Kalziumkanalblocker (Medikamente, die den Kalziumeinstrom in die Muskelzelle hemmen und dadurch zu einer Gefäßerweiterung führen). Es gibt verschiedene Magnesiumverbindungen mit unterschiedlicher Bioverfügbarkeit (das bedeutet, wie gut der Wirkstoff für die Zellen genutzt werden kann). Magnesium baut sich im Körper schnell wieder ab und sollte deshalb über den Tag verteilt eingenommen werden. Patienten mit niedrigem Blutdruck sollten es nicht mehr zu spät abends nehmen. Zu bedenken ist auch, dass Magnesium eher abführend wirkt. Die wichtigsten Magnesiumverbindungen sind:

- Magnesium-Orotrat (z. B. Magnerot 300 oder 500®): 300–400 mg täglich, wirkt nicht so stark abführend wie andere Präparate, hat aber einen niedrigeren Magnesiumanteil.
- Magnesium-Citrat (z. B. Magnesium Verla®): mindestens 300 mg oder mehr täglich, eher leicht abführend
- Magnesium-Aspartat (z. B. Magnesium Sandoz): etwa 300 mg über den Tag verteilt, hat hohe Bioverfügbarkeit, ist aber stark abführend und daher gut für Menschen, die unter Verstopfung leiden
- Magnesium-Carbonate haben eine geringe Bioverfügbarkeit und sind eher als Magenschutzpräparate geeignet.
- Magnesium-Sulfate sind eher Abführmittel.

Bei der Wahl von Magnesiumpräparaten ist es sinnvoll, den Arzt oder Apotheker zu fragen. Vermeiden Sie Drogerieprodukte, die in der Regel unnötige Zusatzstoffe (z. B. Farb- und Geschmacksstoffe) enthalten und oft nicht ausreichend vom Darm aufgenommen oder in die Muskelzellen (auch der Blutgefäße) eingeleitet werden.

Fluorid-Medikamente und Magnesium sollten nicht gleichzeitig eingenommen werden. Magnesium und Fluoride kämpfen miteinander um die Aufnahme vom Körper.

Ergänzungsmedizin

- Ginkgo-Präparate wie z. B. Tebonin forte 241® oder Rökan® (evtl. Ginkgo-Urtinktur) verbessern nachweislich die Durchblutung im Sehnervenkopfbereich. Die Dosierung kann nach der Angabe im Beipackzettel erfolgen. Bitte beachten Sie, dass es bei gleichzeitiger Einnahme von Cortison oder NASR-Tabletten (Rheuma), evtl. auch bei ASS, zu Blutungen kommen kann.

- Alpha-Liponsäure, täglich 100 mg nüchtern, z. B. vor dem Frühstück, schützt den Sehnerv (z. B. Ocuvite® alpha).
- Ubichinon / Coenzym Q 10 täglich 90 mg: Ubichinon gehört zu den Radikalfängern (auch Antioxidanzien genannt).
- Die anthroposophische Medizin bietet als Begleittherapie vor allem Corpus vitreum Präparate (Firma Wala oder Weleda). Bei Sanum-Arzneimittel gibt es als Begleittherapie z. B. Mucokehl®, Sanuvis® und Utilin-S®. Die Anwendungshäufigkeit muss vom Arzt individuell bestimmt werden.
- Folsäure plus Vitamin B_6 plus Vitamin B_{12}-Präparate: Diese sind wichtig zur Senkung eines erhöhten Homocysteinspiegels, der für Herzinfarkt, schlechte Durchblutung und eine Veränderung der Gefäßwände verantwortlich ist (evtl. eine Bestimmung des Homocysteinspiegels durchführen lassen). Bei Werten über 12 μmol / l müssen unbedingt Folsäurepräparate in Kombination mit Vitamin B_6 und B_{12} gegeben werden, um Spätschäden zu vermeiden (besonders wichtig bei PEX-Glaukom, s. S. 157).
- Bei gleichzeitigem Bestehen von Diabetes und Glaukom haben sich wissenschaftlich geprüfte Nährstoffpräparate, wie z. B. Diabetowell® oder Cardiowell® und andere bewährt.
- Empfehlenswert ist auch die Gabe von Vitamin C, da es die Gefahr von Herzinfarkt und Schlaganfall senkt. Vitamin C ist ein wichtiger Radikalfänger. Die Gabe von etwa 3 x 2 g pro Tag soll zur Reduzierung des Risikos für Herz-Kreislauferkrankungen beitragen. Vitamin C senkt bei Gesunden offenbar auch den erhöhten Blutdruck, hat diesen Effekt aber nicht bei Menschen mit krankhaft hohem Blutdruck. Vitamin C senkt zudem die erhöhten Blutfette und ist wichtig für Diabetiker, da es die Spätschäden an den Augen und Nieren reduzieren kann. (Wichtig ist Vitamin C übrigens auch bei Rauchern und chronisch Kranken, da sie einen erhöhten Bedarf an Vitaminen haben.)
- Omega-3-Fettsäuren wirken antioxidativ, antientzündlich u.v.a.m. Sie sind als Nahrungsergänzungsmittel sehr zu empfehlen. Von hochgereinigtem Fischöl, zumeist in Gelatinekapseln oder als Flüssigkeit (z. B. Omegan®), sollten täglich ca. 1–2 g eingenommen werden.

I. Ergänzende Nährstoffe (Überblick)			
Substanzgruppe	**Einnahme**	**Bemerkungen**	**empfohlene Tagesdosis**
Vitamin C	oral oder i.v.	verbessert den Abfluss im Trabekelwerk, senkt dadurch den Druck	1000–5000 mg
Vitamin E	oral	antientzündlich, immunstimulierend, neuroprotektiv	250–800 i. E.
Vitamin B_1 als Benfotiamin	oral	Sehnervenschutz	150–200 mg
Vitamin B_2 Vitamin B_6 Vitamin B_{12} Folsäure	oral	reduziert Homocystein im Blut und fördert so die Durchblutung	meist als Komplexpräparat erhältlich
Coenzym Q	oral	reduziert die Nebenwirkungen von Betablockern	50–100 mg
Zink	oral	Sehnervenschutz	25–80 mg
Chrom	oral	ist oft reduziert bei Glaukompatienten	1–2 mg
Magnesium	oral	natürlicher Kalziumkanalblocker, verbessert die Durchblutung	300–500 mg (bei niedrigem Blutdruck nicht abends)
Selen	oral	vermutlich drucksenkend	100–200 μg
Alpha-Liponsäure	oral	Sehnervenschutz	200–600 mg, nüchtern vor dem Essen, am besten morgens

Allgemeiner Hinweis: Nicht rauchen! Rauchen reduziert die Durchblutung des Auges!

2. Ergänzende Phytotherapie (Pflanzenstoffe)

Nährstoffe	Einnahme	Bemerkungen	
Blaubeere	oral	kollagenstabilisierender Effekt, durchblutungsfördernd	Als Fertigpräparat z. B. Difrarel 100®
Ginkgo	oral	Verbesserung der Durchblutung in Gehirn und Augen	z. B. Tebonin®, Rökan® und andere
Omega-3- und Omega-6-Fettsäuren	oral	Sehnervenschutz, Gefäßschutz	Fischöl als Tabletten oder Kapseln (Omega-3), auch in frisch geschrotetem Leinsamen oder Leinöl (Omega-6)

3. Empfehlungen für Sport:

Je nach Glaukomvariante:

- **Primäres Offenwinkelglaukom mit eher erhöhtem Blutdruck:**
  Ausdauersport (z. B. 30 Min. Joggen, 60 Min. Walken etc.)
- **Normaldruckglaukom:**
  Kein Ausdauersport, da er den Blutdruck zusätzlich senken kann! Eher isometrische Übungen (Muskelanspannung ohne Muskelverkürzung) – kurze kräftige Anstrengungen – am besten einmal mit Kontrolle des 24-Stunden-Blutdruckes.

Akupunktur

Die Begleittherapie des Glaukoms mit Akupunktur ist in ihrer Effektivität in mehreren kleineren Studien wissenschaftlich überprüft. Es deutet sich an, dass Akupunktur Durchblutungsstörungen im Auge bei Patienten mit Normaldruckglaukom verbessert. Auch eine leichte Senkung des Augeninnendruckes wurde festgestellt. Sie muss regelmäßig wiederholt werden, und der Effekt reicht nicht bei bereits fortgeschrittenem Glaukom.

Homöopathische Begleitbehandlung des Glaukoms

(von Dr. med. Gudrun Schwoerer)

Wie viele andere Erkrankungen lässt sich auch das Glaukom begleitend homöopathisch behandeln. Dabei unterscheiden wir die Behandlung des akuten und des chronischen Glaukoms. Notfallmäßig greifen wir auf „bewährte" Mittel zurück, während bei einem länger bestehenden Glaukom Zeit für die eingehende Patientenbefragung und Ursachenforschung investiert wird.

Nichts entsteht ohne einen Grund! Eine Erkrankung kann sich bilden, sobald das Körper-Geist-Seele-Gleichgewicht gestört ist. Sie lässt sich beheben, wenn die Ursache dieser Störung bearbeitet wird. Die Homöopathie regt diesen Selbstheilungsprozess an, sofern das individuell passende Arzneimittel gefunden und in richtiger Potenz verabreicht wurde. Niedrige Potenzen arbeiten mittels einer chemischen Reaktion im pharmakologischen Sinn, während Mittel ab C12 durch ihre hohe Energie und ihr Schwingungsmuster feinstofflich wirken. Das homöopathische Mittel regt den feinstofflichen Körper an, wieder in seine Harmonie zu kommen, so dass auch der physische Körper ausgeglichener wird.

Jeder Mensch hat eine individuelle Schwingung, die aus seinen körperlichen und feinstofflichen Funktionen, seinen Gedanken, Wahrnehmungen und Gefühlen besteht. Das Ziel der Homöopathie besteht darin, sich in diese Vibration einzuschwingen, um herauszufinden, welches Mittel am ehesten die Harmonie wieder herstellt.

Wie beim erhöhten Blutdruck wäre beim Glaukompatienten zu klären, wer ihn unter Druck setzt – er sich selbst? Wäre er bereit, das, was er sieht, was auf ihn einwirkt, anders anzuschauen? Können wir ihm helfen, seine Wahrnehmung zu ändern?

Eine lang bestehende Verletztheit ist oft Ursache für die Entwicklung eines Glaukoms. „Alles ist zuviel." Die Angst um einen zunehmenden Sehverlust führt auch zu Veränderungen von Körperfunktionen, dann zum Verlust an Umweltkontakten, Störungen zwischenmenschlicher Kommunikation. Patienten mit Augenproblemen sind stets von Angst begleitet – letztendlich vor Dunkelheit. Glaukompatienten fürchten, auf Hilfe anderer angewiesen zu werden, sich nicht mehr selbst versorgen zu können. Es wäre daher günstig, um ihren Augendruck zu verbessern, wenn sie mehr die Verantwortung für ihr Leben übernehmen und sich weniger auf andere Menschen verlassen. Aus den Enttäuschungen, die sie durch ihre Bezugspersonen erlebten, entwickelten sie allmählich ihre Erkrankung, die ihnen nun einen Weg in ein bewussteres Leben bieten kann. Unterstützend mag eines der folgenden Arzneimittel helfen.

Unter den vielen Arzneimitteln, die gegen Glaukom erwähnt werden, hat sich *Phosphoros* besonders am Auge bewährt. Personen, denen es hilft, zeichnen sich durch ihre Übersensibilität aller Sinne aus. Sie sind künstlerisch begabt, kreativ, intelligent, sehr mitfühlend, übersinnlich, schnell ärgerlich, reizbar, ängstlich, mögen keinen Widerspruch.

Arnica, das Verletzungsmittel, hilft gegen Schock nach Unfall oder Verletzung – auch psychischer Art. Der Arnica-Patient behauptet stets, auch bei schwerer Krankheit, ihm ginge es gut. Er lehnt den Arzt ab, äußert große Angst, berührt zu werden. Chronische Beschwerden aufgrund eines oft jahrelang zurückliegenden Schocks können nach der Behandlung mit Arnica gebessert werden.

Zu Beginn einer oft durch kalten, trockenen NO-Wind ausgelösten Krankheit wirkt *Aconitum* sehr gut. Der Patient ist immer unruhig, durstig, klagt über brennende Schmerzen. Seine Angst verstärkt sich gegen Mitternacht zur Panik infolge Schrecken nach Schock (Autounfall, Erdbeben).

Causticum-Patienten zweifeln an ihrer Genesung, ängstigen sich vor drohendem Verhängnis, wirken zusammengebrochen, kränklich, „rheumatisch", leiden unter angestauten Emotionen bzw. unter unerwiderter oder unglücklicher Liebe. Sie sind mitfühlend, besitzen einen ausgeprägten Gerechtigkeitssinn, Perfektionismus, zwanghaftes Kontrollieren, entwickeln großen Zorn wegen Ungerechtigkeiten, sind ernsthafte, idealistische Persönlichkeiten. Sie erkranken nach Kummer oder Schreck.

Auch *Aurum metallicum* hilft gegen Beschwerden infolge von Kummer, enttäuschter Liebe, Mangel an Selbstvertrauen, bei Beziehungsschwierigkeiten und fehlender Selbstliebe. Es passt zu sehr idealistischen Menschen, die sich hohe Ziele setzen.

Spigelia benötigen Personen, deren Vertrauen von einem emotional eng verbundenen Menschen erschüttert wurde. Sie leiden oft zusätzlich an Angina pectoris, von ihrem starken Herzklopfen wacht der daneben Liegende auf.

Paris quadrifolia ist indiziert bei jemandem, der gerne anderen hilft, deren Verantwortung übernimmt, eine Last, unter der er schließlich irgendwann zusammenbricht. Diese Patienten kompensieren damit ihre eigene Verletzung, ihren seelischen Schock. Sie zeichnet intensive Reizbarkeit, emotionale Härte, Negativität oder Sarkasmus aus.

Prunus spinosa-Persönlichkeiten verdrängen oft eine für sie leidvolle Situation. Sie sind mürrisch, reizbar, ruhelos, traurig, unzufrieden infolge von Verletzungen einschließlich Schlägen.

Belladonna wirkt bei Beschwerden durch enttäuschte Liebe mit allgemeiner Erregung. Alle Sinne erscheinen verstärkt, Schuldgefühle sind ausgeprägt, die Patienten leiden unter Wahnideen, sind ärgerlich, wütend oder depressiv.

Bei *Pulsatilla* fallen wechselhafte, widersprüchliche Symptome auf, erhöhte Reizbarkeit nach Kränkung, zwanghaftes Verhalten oder vermehrte Schuldgefühle. Akuter Schock oder unterdrückte Ängste lösen eine Erkrankung aus.

Patienten, die *Sulfur* benötigen, hassen Unterdrückung und Ungerechtigkeit, zeigen eine Abneigung gegen Waschen, sind zappelig, streitsüchtig oder philosophischer Natur.

Als Akutmittel wären *Jaborandi* sowie *Solidago* erwähnenswert. Zur Behandlung des niedrigen Blutdruckes hat sich das Komplexmittel Conva-Cyl® L (Liebermann Pharma) bewährt.

Schließlich wäre bei jeder Erkrankung die Frage erlaubt: Warum gerade diese und warum gerade jetzt?

Frau Dr. Schwoerer ist Augenärztin im Ruhestand mit Zusatzausbildung Psychosomatik und Homöopathie. Sie leitete viele Jahre den Arbeitskreis „Homöopathie in der Augenheilkunde" des Berufsverbandes der deutschen Augenärzte.

Karl-Uwe Marx (Hrsg.): Komplementäre Augenheilkunde. Ein Handbuch für die Praxis.
Hippokrates Verlag Stuttgart 2005

I. Strempel: Glaukom – mehr als ein Augenleiden: Handbuch für Patienten (Krankheitsbild und Begleiterkrankungen; konventionelle und ergänzende Therapien; Medikamente und Mikronährstoffe; Tipps für den Alltag).
Heidelberg: Dr. R. Kaden Verlag (im Druck)

Das Wichtigste in Kürze:

Neben der konventionellen schulmedizinischen Therapie des Glaukoms gibt es eine Reihe von Begleitmaßnahmen, die jeder Patient für sich wählen kann. Zur Nährstoffergänzung sind besonders Radikalfänger (Vitamin A, C, E, Selen, Q 10) oder Magnesium geeignet. Die Ergänzungsmedizin stellt z.B. Ginkgo-Präparate zur Verfügung. Akupunktur und Homöopathie werden ebenfalls begleitend eingesetzt.

Weitere Möglichkeiten der Ergänzungsmedizin sind bei der Deutschen Gesellschaft für ganzheitliche Augenheilkunde e.V. (DGGA) zu erfragen.

Kapitel 8: Stress und Glaukom

Worum es in diesem Kapitel geht:

- Stress als Störfaktor für Augen, Gehirn und Körper
- Gibt es eine typische Glaukompersönlichkeit?
- Änderung der Lebensgewohnheiten als Therapieziel
- Wirkung von Entspannung auf die Glaukomkrankheit
- **Das Wichtigste in Kürze**

Emotionaler Stress kann bei Glaukompatienten die Situation der Augen verschlechtern. Besonders bei Patienten mit Engwinkel- bzw. Winkelblockglaukom kann es zum akuten, sehr bedrohlichen Glaukomanfall kommen. Dazu reicht unter Umständen schon ein aufregendes Fußballspiel im Fernsehen. Ganz besonders gefährlich sind aber echte Schockerlebnisse.

Auch Dauerstress, der vom Patienten nicht genügend verarbeitet wird, wirkt auf die Augen. Dauerstress hat Einfluss auf die Druckregulierung und kann zusätzlich die Durchblutung verschlechtern. Beide Schädigungsfaktoren können dann zur Zerstörung von Sehnervengewebe führen, was der Patient als Sehstörung oder Gesichtsfeldausfall bemerkt. Wir wissen, dass Stress sich auch auf das Gehirn und den restlichen Körper auswirkt (z. B. über die Ausschüttung von Stresshormonen).

Es wurde wiederholt betont, dass das Glaukom nicht nur eine Organstörung der Augen ist, sondern eine Erkrankung, die sich auch im Gehirn abspielt und das gesamte Körpersystem mit einbezieht, letzteres besonders bei Patienten mit Durchblutungsstörungen, die ja bei vielen Glaukompatienten vorkommen. Da also Stress Veränderungen im gesamten Körper hervorruft, wirkt er auf verschiedenem Wege auf das Auge, wie die folgende Abbildung zeigt:

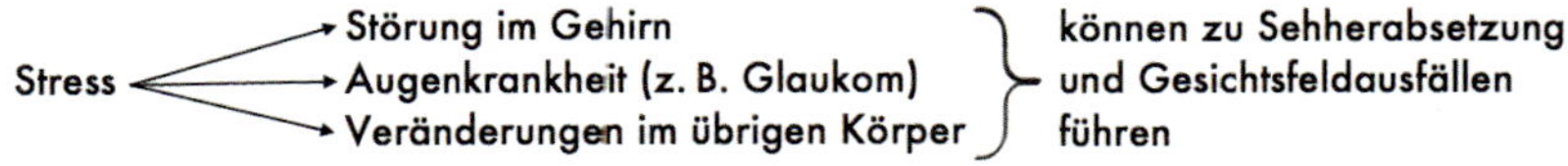

Glaukompatienten wissen meist selbst, dass sie besonders empfindsame und strebsame Menschen sind, die es im Leben besonders und vor allem anderen recht machen wollen. Der Volksmund weiß jedoch, dass so etwas nicht funktionieren kann:

„Allen Menschen recht getan ist eine Kunst, die niemand kann."

Ein Hang zur Perfektion ist insofern fatal, als Frustrationserlebnisse vorprogrammiert sind. Diese können von den Patienten aber oft nicht genug verarbeitet werden und fallen in die Tiefen der Seele, sie werden verdrängt. Wenn man aber Frustrationen und Probleme nicht mehr sieht und nicht mehr darunter leidet, glaubt man, sie verarbeitet oder gelöst zu haben. Das ist oft eine Täuschung. Da der Stress scheinbar unmerklich und unbemerkt aber sicher zu Veränderungen in der Körperchemie führt, wird das Verdrängte sozusagen im Gedächtnis der Zellen gespeichert. Und da der Körper ehrlich ist, zwingt er irgendwann zur Erkenntnis und Wahrheit und bringt die verdrängten Emotionen als körperliches Symptom ans Tageslicht. Das äußert sich z. B. in:

- Erhöhung des Augendrucks.
- Erhöhung des Blutdrucks.
- Erhöhung des Blutzuckers, der Blutfettwerte.
- Veränderung der Hormone und des Immunsystems.

Welche Erkenntnisse gibt es über die Beziehung von Seele und Glaukom seitens der Forschung? Bedauerlicherweise haben sich nur wenige Augenärzte oder Psychologen mit diesem Thema befasst. Es gibt aber in den letzten zehn Jahren ein paar neue Studien, die den Einfluss der Psyche bei Patienten mit Normaldruckglaukom und primärem Offenwinkelglaukom erforschten. Diese Autoren bestätigen unsere Ergebnisse, dass sich die Augeninnendruckwerte bei Glaukompatienten unter Stressbelastung besonders erhöhen.

Ein typisches Charakterprofil der Glaukompatienten lässt sich bisher nicht herauskristallisieren. Übereinstimmend wird jedoch von allen Autoren gefunden, dass Glaukompatienten hochsensibel sind und besonders angstbesetzt sein können. Angst ist ein psychisches Phänomen, dessen körperliches Gegenstück Stress ist – mit entsprechenden Folgeerscheinungen, z. B. erhöhtem Augeninnendruck.

Wie kann man sich nun die Zusammenhänge zwischen Psyche und Auge vorstellen? Wie bereits erklärt wurde, entstehen Teile des Auges und das Gehirn aus denselben Anlagen des Embryos und stehen später in enger Wechselwirkung. Im Auge selbst wird die uns sichtbar erscheinende Wirklichkeit nicht so abgebildet, wie wir meinen: Das Bild steht auf dem Kopf. Es ist eine Leistung des Gehirns, die Dinge sozusagen wieder auf die Füße zu stellen. Außerdem muss das Bild aus dem Kopf heraus wieder dorthin projiziert werden, wo es hingehört, z. B. der Mond an den Himmel. Wir nehmen diese komplizierten Vorgänge nicht bewusst wahr. Im übrigen sehen die Augen sehr viel mehr, als wir in Wirklichkeit „wahrnehmen", denn das Gehirn wählt aus und interpretiert aus der Fülle der optischen Bilder, was es „brauchen" kann oder will und ordnet sie zu sinnvollen Gestalten. Die rein physikalische Bildentstehung und emotionale Prozesse wie Wahrnehmung und Gefühlsreaktionen gehören zusammen.

Doch die Augen als „Fenster" lassen nicht nur Eindrücke herein, sie lassen auch Inneres nach außen durchscheinen. So sind sie Ausdruck von Charakter und Emotionen. Wer kennt nicht den harten, gefühllosen Blick eines emotional gestörten Menschen, den leeren Blick des Depressiven, den entsetzten Blick beim Erleben von Schrecklichem, den angstvollen, zärtlichen oder verliebten Blick?

Auch der erste Kontakt mit anderen Menschen läuft über die Augen, man spricht von Blickkontakt und von der „Liebe auf den ersten Blick". Das Auge als Organ der Wahrnehmung und Kommunikation ist eng verbunden mit seelischen und körperlichen Prozessen. In der Psychosomatik und Psychoanalyse geht man davon aus, dass Organsymptome, also auch Augensymptome, Ausdruck innerlicher Konflikte sind. Eine Störung am Auge oder an anderen Organen kann zur Bewusstwerdung solcher Situationen dienen. Es kommt auch vor, dass die Störung oder Krankheit auf körperlicher Ebene zur Neutralisation (Konversion) des Konfliktes beiträgt.

Wenn man aber unterdrückte Aggressionen, Wut, manchmal auch unerkannte sexuelle Wünsche nicht ansehen will, können sie unbewusst zur Sehstörung führen oder Druck machen, namentlich Augendruck. Vertieft man sich in die Lebensgeschichte von Glaukompatienten, so findet man oft tief versteckte, unbewusste Motive, auch Persönlichkeits- oder Beziehungsstörungen.

Ein krank gewordener Mensch sollte Eigenverantwortung übernehmen, sich sein Leben anschauen und ein paar Fragen stellen:

- Unter welchem Druck stehe ich, der mir den Augendruck hochtreibt?
- Welche Konflikte verbergen sich in der Tiefe?
- Welche Ziele strebe ich krampfhaft an?
- Welche selbst auferlegten Aufgaben werden mir zuviel?
- Welches belastende Lebenskonzept habe ich?
- Welche unterdrückte Aggression wütet unerkannt in meinem Unterbewusstsein?

Manchmal gehört zur Therapie auch, dass man diese Fragen und ihre Antworten anschaut, sie nicht unterdrückt. Alte Lebensgewohnheiten und Reaktionsmuster gilt es zu erkennen und allmählich loszulassen, sich daraus zu befreien. Das kann tatsächlich lebensverändernd befreiend wirken.

So empfand es ein Glaukompatient unserer letzten Studie mit Musiktherapie (→ beiliegende CD), ein 56-jähriger, sehr sympathischer Mann, beruflich als verantwortlicher Bauleiter von Großprojekten extrem eingespannt. Gehetzt von einer Baustelle zur anderen unter ständigem Zeitdruck wegen termingerechter Fertigstellung musste er selbst im Urlaub noch telefonisch seine Anweisungen geben. Nebenbei eine nette Familie, für die er ebenfalls optimal sorgt. In der „Freizeit" hatte er noch mehrere ehrenamtliche Jobs: Schöffe bei Gericht, Gemeinderat, Vorsitzender vom Sportclub usw. – also Stress pur.

Als er zu uns kam, waren die Sehnervenschäden und Gesichtsfeldausfälle bereits so fortgeschritten, dass wir ihm sagen mussten, dass er nicht mehr Auto fahren darf. Eine Welt brach zusammen, denn wie sollte er seinen Beruf jetzt noch ausüben, wo er doch von Baustelle zu Baustelle fahren musste? Unsere Stresstests zeigten zusätzlich, dass er sehr stressanfällig ist und ein vasospastisches Syndrom hat. So mussten wir ihm klarmachen, dass er, wenn er sein Leben jetzt nicht umstellt, in absehbarer Zeit blind werden könnte. Der Schock saß tief, aber er tat das Notwendige und einzig Richtige: Er setzte seine Frühpensionierung durch, hängte einige der Ehrenämter ab und wurde frei, um endlich entspannter zu leben. Bei einer Kontrolluntersuchung sagte er, er habe sich noch nie so gut gefühlt! Die Augendrucksituation und sogar die Gesichtsfelder hatten sich gebessert. Er hört weiter regelmäßig die CD als begleitende Glaukomtherapie und hat außerdem Autogenes Training gelernt.

Inwieweit Stress über Veränderungen des Immunsystems und Hormonsystems zu verschiedenen Augenkrankheiten führen kann, wird in einem anderen Augenbuch gesondert dargestellt (➔ *Das andere Augenbuch – Seele und Sehen.* Essen: KVC Verlag. 2. Auflage 2012). Hier zusammenfassend einige praktische Vorschläge zum Umgang mit Stress:

1. Entspannen: Anspannung + Loslassen (z.B. nach der Methode von Jacobson).
2. Atemübungen (eventuell bei Atemtherapeuten erlernen).
3. Positive Selbstaussagen (evtl. über psychotherapeutische Gesprächstherapien erlernbar).
4. Disziplin: strukturieren, aber nicht überfrachten.
5. Erkennen von überflüssigen, wettkampforientierten Mustern (Konkurrenzdenken), auf eigene Prioritäten konzentrieren.
6. Gesunde Angewohnheiten entwickeln (keine Drogen, wenig Medikamente), gute Ernährung, positive Geisteshaltung.
7. Nach außen öffnen (Gefühle, Frust, Sorgen mitteilen), mitmenschliche Kommunikation pflegen.
8. Körperliche Bewegung: möglichst regelmäßig moderater Sport.
9. Loslassen: überlegen, wie wichtig das belastende Ereignis wirklich ist, das Stress verursacht, was wird es in 10 oder 20 Jahren bedeuten? Änderungen willkommen heißen, sich geistig reinigen, Gefühle akzeptieren, Botschaften erkennen, die hinter den Problemen stehen, Enttäuschungen als Gelegenheiten zum Wachstum und zur Veränderung erkennen, verzeihen lernen etc.

Wirkung von Entspannungsmethoden auf die Glaukomkrankheit

Absolut gesichert ist die Erkenntnis, dass erhöhter Augeninnendruck rein mechanisch die Sehnervenfasern schädigt. Dieser Schaden kann zur direkten Zerstörung von Zellen (Apoptose) führen, betrifft aber auch durch freiwerdende „Gifte" die benachbarten Zellen (sekundärer Zelluntergang). Da Entspannungsmethoden den Druck senken, können sich die benachbarten Nervenzellen, die sich im so genannten Erhaltungsstoffwechsel befinden, wieder erholen und ihre Funktion aufnehmen. Dies und die durch Entspannung verbesserte Durchblutung des Auges erklärt, warum sich das Sehen und die Gesichtsfelder bei den Patienten in unseren Studien teilweise deutlich verbesserten.

Wodurch wird der Augeninnendruck gesenkt?

Die Regulierung der Kammerwasserproduktion und des Kammerwasserabflusses, welche die Höhe des Augendruckes bestimmen, unterliegt der Steuerung des vegetativen, also autonomen Nervensystems (→ Teil IV, Kap. 5):

a) Kammerwasserproduktion

Die Kammerwasserproduktion hat normalerweise einen Tagesgang, nachts wird weniger Kammerwasser gebildet als tagsüber. Der Körper befindet sich nachts überwiegend im Ruhestoffwechsel.

Da durch Entspannungsmethoden eine Umschaltungsreaktion im Körper stattfindet, die der nächtlichen Ruhe ähnelt, ist anzunehmen, dass auch die Kammerwasserproduktion beeinflusst wird.

b) Kammerwasserabfluss

Die Ableitung des Kammerwassers durch das Trabekelwerk zum Schlemm'schen Kanal wird beeinflusst von der Porenweite und von aktiven Mechanismen im Trabekelwerk selbst. Dies geschieht besonders in Entspannung. Dabei soll die Kontraktion der inneren Augenmuskeln eine Rolle spielen.

In der Entspannung sinkt der Endothelinspiegel, was zu einem Nachlassen der Spannung im Abflusssystem führt und dadurch die

Poren weitet. Dies wiederum erleichtert den Abfluss und senkt somit den Druck.

Der uveosklerale Abfluss spielt besonders in der Nacht eine Rolle, er ist dann verbessert. Da Entspannungsmethoden einen schlafähnlichen Zustand herbeiführen, könnte auch hier eine Wirkung über die Erleichterung des uveoskleralen Abflusses eintreten.

Der Kammerwasserabtransport über Netzhaut zur Aderhaut macht etwa 10% des gesamten Abtransportes aus. Man kann annehmen, dass eine durch Entspannung verbesserte Durchblutung der Aderhaut dazu führt, dass das Kammerwasser vermehrt aufgenommen werden kann.

Da die Glaukomschäden nicht nur von der Druckhöhe abhängen, sondern ganz wesentlich auch von der Durchblutung des Auges, ist anzunehmen, dass Entspannungsmethoden auch hier eine Verbesserung ermöglichen, indem sie unter anderem die Durchblutung in der Aderhaut verbessern. Untersuchungen zeigen, dass die Durchblutung bei Glaukompatienten praktisch in jedem Gefäßbett des Auges verschlechtert und oft auch in der Körperperipherie (besonders in Händen und Füßen) gestört ist. Stress führt in verschiedenen Gefäßregionen des Körpers über verschiedene Mechanismen zu einer Verkrampfung der Gefäße und damit zu einer schlechteren Durchblutung. So reagieren z.B. Patienten mit primärer vaskulärer Dysregulation unter unbewusster Angst und Stress mit Zusammenziehen der Arterien, besonders im Auge, aber auch in Händen und Füßen. Sie bekommen im wahrsten Sinne des Wortes „kalte Füße".

Entspannungsmethoden können durch Ausgleich zwischen Anspannung und Entspannung die stressbedingten Gefäßverengungen beeinflussen und zu einer Harmonisierung führen. Wir konnten dies anhand von Temperaturmessungen des Auges bei unseren Patienten nachweisen.

Wenn der Augeninnendruck durch Entspannung sinkt, kommt es im Auge ebenfalls zu einer besseren Sauerstoffversorgung. So können die bei Glaukom schlechte Durchblutung des Auges und deren Schädigungsfolgen wie Zerstörung von Netzhautzellen oder Sehbahnanteilen verbessert werden. Entspannungsmethoden wirken in diesem Sinne sozusagen als Schutz für Nervenzellen. Zusätzlich wird bei der Entspannung auch die Durchblutung und Sauerstoffversorgung im Körper und in den zum Auge führenden größeren Arterien (z.B. Halsschlagader) verbessert.

Psychische Effekte von Entspannungsmethoden

Unsere Patienten bemerkten als besonders wohltuend, dass sich ihre Lebenseinstellung, die Einstellung zu sich selbst und damit die Lebensqualität durch Entspannungsmethoden verbesserten. Sie empfanden es auch durchgehend als sehr wichtig, für sich selbst etwas tun zu können, also ihre Krankheit selbst positiv beeinflussen zu können.

Von den Glaukomforschern wird immer noch das ideale Mittel gesucht, das den Augeninnendruck senkt und gleichzeitig als Schutz für die Nervenzellen wirkt. Entspannungsmethoden können hierzu in gewissem Umfang beitragen.

! Das Wichtigste in Kürze:

Zwischen Stress und Glaukom besteht ein eindeutiger Zusammenhang. Sie sollten deshalb folgende Überlegungen anstellen: Was macht mir Druck? Wie und warum stehe ich unter Druck? Was muss ich tun, um den Druck zu senken?

Teil III: Entspannungsmethoden

Anspannung und Entspannung gehören zum normalen Wechselspiel des Körpers, der Psyche, des Lebens. Erst wenn der harmonische Wechsel zwischen beiden gestört ist, die permanente Anspannung überwiegt und in Überspannung übergeht, können Psyche und Körper krank werden. Deshalb sind Entspannungsmethoden ein lebenswichtiges – unter Umständen lebensnotwendiges – Hilfsmittel, um Körper und Seele wieder in Harmonie und Gleichklang zu bringen (→ Teil IV, Kap. 4).

Menschen sind aber unterschiedlich in ihrer Entwicklung, sie haben ein unterschiedliches intellektuelles, emotionales und sensorisches System. Deshalb muss jeder Betreffende seine ihm gemäße Entspannungstechnik oder seinen Meditationsweg finden. Nicht jede Entspannungsmethode ist für alle Menschen gleichermaßen geeignet. Die von uns angewandten Verfahren sind jedoch sehr weit verbreitet und wissenschaftlich erforscht. Sie haben sich bei vielen Menschen bewährt und können hilfreich zur Seite stehen.

Da alle Formen der Entspannungsmethoden sozusagen angewandte Psychotherapie sind, ermöglichen sie Wandlung und Entwicklung des Menschen und helfen ihm aus seiner seelischen und körperlichen Verspannung.

Die vielen verschiedenen Entspannungstechniken unterscheiden sich mehr durch ihren methodischen Ansatz als durch ihren Zweck. Ihr gemeinsamer Nenner und festes Ziel ist es, das Loslassen auf der körperlich-motorischen und geistig-seelischen Ebene zu ermöglichen. Mit diesem langsamen Lösungsprozess von tiefsitzenden Blockaden und Gewohnheiten verändern sich im Menschen eine Reihe von Automatismen, die in typischen Reaktionen auf die Umwelt immer wieder ablaufen und gefangen halten. Sowohl auf der objektiven Ebene des Verhaltens und der physiologischen Reaktionen als auch der subjektiven Ebene der Gefühle und Empfindungen entwickelt sich langsam eine neue entspannte Grundhaltung, die einen sich selbst und die anderen akzeptieren lässt und zu mehr Wohlbefinden und Lebenslust führt (Lebensqualität).

Methoden, die den Körper aus seiner Verkrampfung (z. B. Muskelanspannung) und die Psyche aus ihrer Verhaftung (an Stress, Leistung, Besitz, Macht etc.) befreien können, gibt es sehr viele, und jeder Patient muss oder kann die ihm gemäße Form suchen und finden.

Manche Therapiekonzepte arbeiten dabei bevorzugt mit dem Körper, um die seelischen Blockaden zu lösen. Das kann von Massage über Bewegungstherapie und viele andere Methoden vermittelt werden. Andere Verfahren versuchen primär über die Psyche, den Körper wieder in Gleichklang und zur Genesung zu bringen, wie z. B. Autogenes Training, Hypnose, rezeptive Musiktherapie, aber ganz besonders auch Meditation. Wieder andere Techniken verbinden beide Prinzipien, wie Yoga, Tai Chi, Chi Gong, also Bewegungsmeditationen.

Ich möchte mich in diesem Buch hauptsächlich auf die drei Techniken beziehen, die ich selbst therapeutisch eingesetzt habe und für die ich eigene wissenschaftliche Ergebnisse vorweisen kann: Autogenes Training, Hypnose und Musiktherapie. Die Musiktherapie nimmt dabei den größten Raum ein, weil sie für jedermann anwendbar ist.

Ich habe immer wieder die Erfahrung gemacht, dass sich Patienten für die Funktionsweise von Gehirn und Nervensystem interessieren. Ich denke auch, dass ein Grundverständnis von Anatomie und Funktion des Nervensystems das Verständnis von Wesen und Wirksamkeit von Entspannungsmethoden verschiedenster Art auf die körperlichen Funktionen erhöht.

Da dieser Bereich aber medizinisch anspruchsvoll ist, habe ich ihn in Teil IV des Buches separat beschrieben. All diejenigen, die gleich mehr zu den Entspannungsmethoden lesen möchten, werden dann nicht unnötig aufgehalten.

Teil III: Entspannungsmethoden

Kapitel 1: Autogenes Training

Worum es in diesem Kapitel geht:

- Autogen bedeutet selbst hervorgerufen
- Konzentration auf körperliche Zustände
- Geschehen lassen, loslassen
- Beeinflussung von körperlichen und seelischen Krankheiten
- Selbstheilung
- **Das Wichtigste in Kürze**

Das Autogene Training hat sich aus der Hypnose entwickelt. Hypnose gehört zu den ältesten rituellen Therapieformen überhaupt und wurde in der Geschichte der Menschheit schon früh eingesetzt. Zu den alten Methoden der Psychotherapie gehören auch Trancetechniken, die weltweit noch heute angewendet werden. Geschichtlich berühmt wurde vor allem der von den Asklepiaden in Epidaurus verordnete Tempelschlaf.

Der Psychiater J. H. Schultz, der viel mit Hypnose arbeitete, berichtete schon 1926 von einer neuen Entspannungsmethode, die er „autogen" nannte. Schultz meinte mit diesem Begriff „selbst hervorgerufen". Diese neue Methode entstand aus der Beobachtung des Berliner Gehirnphysiologen Dr. Oskar Vogt, der sah, dass viele seiner Hypnosepatienten irgendwann in der Lage waren, sich selbst (autogen) in tranceähnliche Zustände zu versetzen. Die Patienten erzählten, dass sie dabei Schwere und Wärme im Körper fühlten und dass es ihnen hinterher sehr gut gehe. Sie fühlten sich weniger müde und konnten besser mit Stress umgehen. Schultz erarbeitete daraufhin ein Programm, mit dem auch andere Patienten lernten, diesen Zustand durch Entspannung und die Vorstellungsübungen von Schwere und Wärme autogen zu erzeugen.

Er entwickelte eine Reihe abgestufter Übungen, die eine sukzessive Konzentration auf verschiedene körperliche Zustände erfordern. Sätze wie z. B. „mein rechter Arm ist schwer“ (bei Rechtshändern) werden so lange wiederholt, bis sich diese Schwere einstellt. Später kommen andere Sätze hinzu wie Wärme in beiden Armen und Beinen, Abkühlen der Stirn sowie Sonnengeflecht-, Atem- und Herzübungen. Erst wenn diese Technik perfekt beherrscht wird, können geistige Übungen und bildliche Vorstellungen hinzukommen. Die erreichten Effekte beruhen dabei nicht auf Einbildung oder Selbstbetrug. In einer Vielzahl von Untersuchungen konnte gezeigt werden, dass die Wirkung der Selbstsuggestion z. B. an Puls, Blutdruck, Hautwiderstand oder Atmung messbar ist. Was sich wie „Schwere“ anfühlt entspricht einer nachweislich reduzierten Muskelspannung. Das Empfinden von Wärme wird erreicht durch Umverteilung des Blutflusses und Erweiterung der peripheren Blutgefäße. Dies bedingt auch einen Anstieg und eine Verbesserung der Hautdurchblutung und damit der Temperatur, was wiederum leicht messbar ist.

Aufbau des Autogenen Trainings

Das Autogene Training besteht aus einer Unter- und einer Oberstufe. Die Unterstufe setzt sich aus zwei Grund- und vier Organübungen zusammen. Die Oberstufe besteht aus meditativen Übungen.

- Zwei Grundübungen: Schwereübung und Wärmeübung.
- Vier Organübungen: Herzübung, Atemübung, Sonnengeflechtübung, Stirnkühleübung.
- Oberstufe mit meditativen Übungen.

In der Unterstufe geht es zunächst darum, mit formelhaften, immer positiv formulierten Sätzen (z. B. „Mein Arm ist schwer“ = Schwereübung) die Skelettmuskulatur zu entspannen. Dann versucht man, mit Sätzen wie „Mein Arm ist warm“ (Wärmeübung) die Hautdurchblutung zu beeinflussen. Bessere Durchblutung erzeugt ein Wärmegefühl. Gelingen diese Übungen, stellt sich Entspannung und Ruhe ein.

Anschließend widmet man sich der Entspannung einzelner Organsysteme. Die Formeln lauten dann z. B. „Mein Herz schlägt ruhig" (Herzübung), „Ich atme ganz ruhig" (Atemübung). Die Sonnengeflechtübung zielt auf eine bessere Durchblutung des Bauchraumes und eine Anregung der Verdauungsorgane. Das Sonnengeflecht ist ein Nervenknoten im Oberbauch. Die Formel lautet z. B. „Bauch strömend warm". Mit der anschließenden Stirnkühleübung soll ein frisches, waches Gefühl verursacht werden. Die Formel lautet „Stirn angenehm kühl". Zum Abschluss der Grundstufe wird man aufgefordert, die Muskeln kurz anzuspannen, tief durchzuatmen und die Augen zu öffnen. Diesen letzten Schritt nennt man „zurücknehmen".

Die Oberstufe ist insoweit „meditativ", als der Übende in einen fast traumähnlichen Wachzustand kommt, der als „passive Konzentration" bekannt ist. Dabei wird keine Wirkung herbeigezwungen, man lässt sie geschehen, indem man Formeln benutzt, z. B. „es atmet mich".

Ohne das Erlernen dieser „passiven Konzentration" gelingen die Übungen der Oberstufe nicht optimal. Je stärker Willen und Erwartungen eingesetzt werden, umso größer sind die Blockaden und umso geringer ist der Erfolg. Insgesamt ist das Autogene Training so strukturiert, dass man in die Übungen je nach individuellem Bedarf besondere Autosuggestionen* einbauen und damit individuelle Probleme therapeutisch angehen kann (z. B. bei Katzenphobie: „Katzen sind mir egal, ganz egal"). Eine besonders beeindruckende Wirkung des Autogenen Trainings ist durch die Selbstversuche des Arztes Hannes Lindemann bekannt. Lindemann segelte in den 50er Jahren mit einem Faltboot 72 Tage über den Atlantik, um an sich selbst zu testen, wie lange ein Schiffbrüchiger mit wenig Vorräten auf See überleben kann. Das Autogene Training ermöglichte ihm das Überleben unter Extrembedingungen.

Suggestion bedeutet Beeinflussung und Veränderung des Bewusstseins, meist durch Worte oder Gesten eines Anderen. Bei der *Autosuggestion* beeinflusst man sein Bewusstsein selbst.

Wirklich interessant ist der Umstand, dass das Autogene Training sich auf unser vegetatives Nervensystem auswirkt. Ist der Zustand konzentrativer Selbstentspannung erreicht, erfolgt eine Umschaltung im vegetativen Nervensystem und die im Tagesgeschehen oder bei Stress vorherrschende Anspannung, der Sympathikustonus, geht auf ein Gleichgewicht oder Entspannung, ein Überwiegen des Parasympathikotonus, über (mehr dazu → Teil IV, Kap. 4).

In diesem veränderten Bewusstseinszustand besteht nicht nur die Möglichkeit der Entspannung, Regeneration und körperlich-seelischen Gelassenheit, sondern auch die Chance, von unbewussten Erlebnissen und Erfahrungen frei zu werden.

Ziele und Nutzen des AT

Bei den Grundübungen des Autogenen Trainings stehen folgende Prinzipien im Vordergrund:

1. Nutzen des inneren Vorsprechens → Selbstsuggestion, keine Fremdbestimmung.
2. Nutzen der formelhaften Wendungen → das Unterbewusstsein reagiert auf die wiederholten Sätze.
3. Pars-pro-toto-Prinzip und Prinzip der Generalisierung → wenn ein Körperteil entspannt ist, z.B. wenn der Arm schwer wird, wirkt sich das auf den ganzen Körper und die Psyche aus.
4. Prinzip der Konditionierung → Bahnungen im Unterbewusstsein und im Gehirn durch Wort, Formel, Entspannung als Auslöser.
5. Prinzip der Eigensteuerung → autogene Selbstregulation.
6. Prinzip der Individualisierung → die Effekte sind immer subjektiv und individuell entsprechend der eigenen Problemsituation.
7. Prinzip der Objektivierung → die Wirkungen sind messbar und beweisbar.
8. Prinzip des Nutzens für die Persönlichkeitsentwicklung im Alltag.

In den Zusatzformeln können dann weitere Aspekte angesprochen und verändert werden: Wettbewerbsverhalten, Aggression, Ungeduld, geistige und körperliche Unruhe, Neigung zu Perfektionismus, Dominanzstreben usw. In diesen Zusatzübungen kann man auch auf Suchtverhalten (wichtig bei Rauchern, Alkoholkranken, Anorexie, Bulimie), Sozialverhalten, Bewegungsverhalten, emotionale Labilität oder Ängste Einfluss nehmen.

Das Ziel von Entspannungsmethoden ist jedoch, den Patienten zu größtmöglicher Selbständigkeit und zur vollen Entwicklung seiner Persönlichkeit zu bringen. Das Autogene Training überlässt das Geschehen dabei in hohem Maße dem Trainierenden selbst, d.h. der Patient tut eigenverantwortlich etwas für sich und aktiviert dadurch einen Heilungsprozess in sich selbst. Er erkennt, dass Hilfe von außen ihm nicht das Heil bringen kann, sondern dass es nur in ihm selbst entstehen kann, dass er es in sich selbst ermöglichen muss. Neben der Stärkung des Selbstvertrauens wird somit auch die Selbstbestimmung gestärkt. Der Patient kann selbst etwas für sich tun, statt passiv Medikamente zu nehmen oder eine analytische Therapie über sich ergehen zu lassen.

Die Einsatzmöglichkeiten des AT sind fast unbegrenzt (auch bei Kindern wird es übrigens erfolgreich eingesetzt). Viele körperliche und seelische Störungen und Krankheiten können durch AT beeinflusst werden.

Es gibt zahlreiche Studien, bei denen der Nutzen des Autogenen Trainings bei Anspannungs- und Angstzuständen, bei Depressionen, Schlafstörungen, Konzentrations- und Verhaltensstörungen untersucht wurde. Auch andere Erkrankungen, die von der Psyche beeinflusst werden, wie z. B. Bluthochdruck, Migräne, Reizdarm, Asthma oder Hautkrankheiten, können mit AT erfolgreich behandelt werden. Zur Rehabilitation Herz-Kreislaufkranker trägt AT ebenfalls bei.

Unsere eigenen Studien zur Wirksamkeit des Autogenen Trainings bei Patienten mit erhöhtem Augeninnendruck zeigten, dass es mit einer Kombination von Autogenem Training und speziellen Visualisierungsübungen für Glaukompatienten möglich ist, den Augeninnendruck zu senken. Dabei wurde festgestellt, dass bereits bei den Grundübungen des Autogenen Trainings der Augeninnendruck signifikant gesenkt werden konnte. Die Visualisierungen brachten noch zusätzliche Effekte.

Aus verschiedenen Studien ergab sich dann, dass am Ende des Trainingsprogramms bei vielen Patienten die Medikamente reduziert werden konnten. Andere erhielten weiter die alte Medikation oder wurden auf neue Medikamente umgestellt, ihre Druckwerte waren aber deutlich auf niedrigerem Niveau als früher. Die zusätzlich durchgeführten Befindlichkeitstests zeigten, dass besonders die Symptome „Angst“ und „Neigung zu Depressionen“ deutlich beeinflusst wurden und die Patienten sich besser fühlten. Viele Patienten äußerten sich sehr positiv über das Autogene Training und waren glücklich, mit dieser Methode sowohl ihre psychische Situation als auch den Augeninnendruck verbessert zu haben. Die durch das Autogene Training bewirkte Entspannung hat offensichtlich körperlich-seelische Wechselwirkungen, die neben der Drucksenkung im Auge vor allem die seelische Befindlichkeit verbessern. Zusammenfassend lässt sich somit sagen, dass das konsequente Autogene Training über die ganzheitliche Entspannung hinaus auch noch eine katalytische Wirkung hat, indem es Probleme löst und die seelischen Selbstheilungskräfte mobilisiert. Es kommt zum Aufgeben von Rollenfixierungen, es werden verborgene seelische Kräfte aktiviert, verkümmerte Emotionen und mentale Fähigkeiten freigesetzt. Das psychophysische Lösen und Loslassen führt zum Aktivieren der bisher ungenutzten Potentiale. Wir beobachteten eine Lösung von Abwehrmechanismen, Lockerung von Erstarrtem, größere Offenheit und Ursprünglichkeit und Spontaneität.

Eine ausführliche Darstellung des Autogenen Trainings mit einer Anleitung zu den Übungen finden Sie hier:

I. Strempel: Autogenes Training und andere Entspannungsmethoden in der Augenheilkunde dargestellt am Beispiel des Glaukoms.
Heidelberg: Dr. R. Kaden Verlag 2007

! Das Wichtigste in Kürze:

Autogenes Training ist eine Übung zur Selbstentspannung. Sie führt über Vorstellungsübungen, z. B. von Ruhe und Gelassenheit, zur Entspannung auf der körperlichen Ebene. Dies wiederum hat Auswirkungen auf die seelische Befindlichkeit. Autogenes Training ist in der Lage, den Augeninnendruck zu senken und hat sich daher als Begleittherapie des Glaukoms außerordentlich bewährt.

Es empfiehlt sich, Autogenes Training in einem Kurs zu lernen (z. B. in der Volkshochschule).

Kapitel 2: Hypnose

Worum es in diesem Kapitel geht:

- Hypnose: ein veränderter Bewusstseinszustand
- Therapeutische Anwendung
- Hypnose in der Augenheilkunde
- **Das Wichtigste in Kürze**

Hypnose wird definiert als ein durch Suggestion herbeigeführter und vorübergehender veränderter Bewusstseinszustand, in dem Entspannung vorherrscht.

Das Wort Hypnose ruft eine Mischung von Faszination und Unheimlichkeit hervor, weil Laien in der Regel die Showhypnose in öffentlichen Auftritten vor Augen haben. Auch manchen Medizinern ist sie unheimlich, da die Wirkungsweise noch weitgehend unklar ist. Zur Zeit gewinnt sie jedoch zunehmend an Bedeutung. Die Wirksamkeit hält wissenschaftlichen Prüfungen reichlich Stand. Viele Patienten meinen, in Hypnose dem Willen des Therapeuten ausgeliefert zu sein. In der Regel weiß der Patient aber genau, was dieser tut und kann sich hinterher genau erinnern. Bei Hypnose wie auch bei anderen Techniken, die tranceähnliche Zustände hervorrufen (Autogenes Training, Meditation, Musikmedizin, Schamanismus etc.), scheint es sich um ein generelles Reaktionsmuster der Psyche zu handeln, das in tieferen, entwicklungsgeschichtlich älteren Hirnteilen ruht und mit Hilfe der Hypnosetechnik aktiviert wird. Wohl deshalb wirkt dieses Verfahren auch bei Tieren.

Nicht jeder Mensch ist hypnotisierbar, etwa 10% sind völlig resistent. Worin diese unterschiedliche Empfänglichkeit für Suggestionen beruht, scheint weitgehend unklar. Neue Studien weisen aber darauf hin, dass Menschen, die besonders rational veranlagt sind und ihre linke Gehirnhälfte mehr nutzen, weniger leicht hypnotisierbar sind. Unabhängig davon entwickeln nicht wenige Menschen einen Widerstand gegen direkte psychische Fremdbestimmung. Zur therapeutischen Hypnose muss also von vornherein ein starker Konsens zwischen Arzt und Patient vorhanden sein.

Die Hypnose hat inzwischen einen sicheren Platz in Forschung und Praxisalltag eingenommen. Tausende von wissenschaftlichen Publikationen beweisen die Wirksamkeit des Verfahrens bei verschiedenen körperlichen und seelischen Erkrankungen. Durch die veränderte Informationsverarbeitung in der Trance lernt der Patient, traumatische Erfahrungen und Angst besser zu verarbeiten, Schmerzen anders wahrzunehmen oder körperlich-geistige Prozesse wie Entspannung, Durchblutung, Hormonausschüttung etc. anzuregen.

Während das Phänomen tranceähnlicher Zustände schon früh in der Menschheit bekannt war, begann erst mit Mesmer in Frankreich um 1780 die erste wissenschaftliche Erforschung des, wie er es damals nannte, „animalischen Magnetismus". Später arbeitete der Augenchirurg James Braid (1795–1860) in England mit Suggestionsmethoden, die schon von Paracelsus (1493–1541) beschrieben wurden. Ihm gelang es, unter hypnotisch erzeugter Betäubung Augenoperationen durchzuführen. Er war es auch, der den Begriff Hypnose in die Welt setzte: Der Begriff kommt vom griechischen Wort *hypnos* = Schlaf. Braid erkannte den schlafähnlichen Zustand und entwickelte die ersten experimental-wissenschaftlichen Grundlagen zur Hypnoseforschung. Auch Siegmund Freud lernte dieses Verfahren später kennen und benutzte es eine Zeitlang, bevor er der Psychoanalyse den Vorzug gab. C. G. Jung bediente sich ebenfalls einiger Zeit der Hypnose und kombinierte sie mit psychoanalytischen Verfahren.

Inzwischen ist die moderne Forschung in der Lage, mit technischen Messungen den Erfolg auf körperlicher und seelischer Ebene nachzuweisen. So wird die Hypnose inzwischen gezielt als Therapieverfahren eingesetzt. Hypnose kann aber auch als Erlebnisform genommen werden, mit der Entspannung hervorgerufen wird. Hypnose wirkt immer gleichzeitig auf seelischer und körperlicher Ebene. Entspannung, Ruhigstellung und Versenkung rufen Veränderungen von körperlich messbaren Werten wie z.B. Puls, Blutdruck oder Muskelentspannung hervor. Auf der seelischen Ebene können Gelassenheit und Distanzierung zu einer Beeinflussung von Ängsten und einer Hebung des Selbstwertgefühles führen.

Therapeutische Anwendungsbereiche der Hypnose

Erfahrene psychotherapeutisch ausgebildete Hypnoseärzte sagen, dass praktisch die meisten körperlichen Symptome und viele psychosomatische Störungen, allerdings wenige echte Geisteskrankheiten, hypnotherapeutisch zu heilen sind. Besonders bewährt hat sich die Hypnose in der Therapie von Angstzuständen, Schmerzen aller Art und motorischen Störungen wie Stottern oder Tics. Gezielt kann man aber auch alle Organsysteme ansprechen und so z. B. Störungen des Magen-Darm-Traktes, der Lunge, des Herz-Kreislauf-Systems oder der Augen behandeln. Das Immunsystem ist durch Hypnose besonders gut zu beeinflussen. Schwierig oder fast gar nicht zu therapieren sind dagegen extreme Phasen depressiver Zustände. Zur Leistungssteigerung findet Hypnose zunehmend Einsatz bei Sportlern, Schülern und kreativ Tätigen.

EEG-Messungen während der Hypnose zeigen, dass Hypnose kein Schlaf ist, denn es fehlen die Tiefschlaf-Phasen. Allerdings beobachtet man einen höheren Ausschlag der Alphawellen, das entspricht Entspannung. Die EEG-Untersuchungen zeigen auch, dass Versuchspersonen, die wenig empfänglich für Suggestion sind, eine reduzierte Fähigkeit haben, die rechte Gehirnhälfte zu nutzen. Versuchspersonen mit gutem Vorstellungsvermögen und großer Empfänglichkeit für Suggestion können nachweislich die rechte Gehirnhälfte vermehrt nutzen; sie hat also offensichtlich mit der Vorstellungsfähigkeit zu tun. Auch die individuelle Fähigkeit zum Visualisieren steht offenbar mit den Fähigkeiten in Verbindung, die rechte Gehirnhälfte zu aktivieren.

So sind Autogenes Training und Hypnose besonders erfolgreich, wenn die rechte Gehirnhälfte aktiviert und mit der linken gleichgeschaltet werden kann. Durch die verschiedenen Entspannungsmethoden und tranceähnlichen Zustände kommt es zu einem Ausgleich der Unterschiede zwischen den Gehirnhälften, was den Prozess einer „inneren Heilung“ einleitet und fördert. Durch die starke Einflussnahme der Hypnose auf die Psyche des Menschen eröffnet sie den Zugang zur Mobilisierung ungeahnter Heilungspotentiale und Ressourcen.

Hypnose in der Augenheilkunde

Man hat vielfach versucht, mit verschiedenen Entspannungsmethoden die Sehkraft des Menschen zu verändern, insbesondere um Brillen oder Kontaktlinsen überflüssig zu machen. Es hat sich inzwischen ein breiter Markt entwickelt, und viele Bücher preisen Übungsmöglichkeiten an, die besseres Sehen vermitteln sollen. So wurden auch nach Hypnose entsprechende Messungen durchgeführt, und es zeigte sich, dass Patienten tatsächlich eine bessere Sehkraft entwickelten und weniger starke Brillengläser brauchten.

Mit sehr genauen und detaillierten augenärztlichen Untersuchungen wie Messungen der Brechkraft des Auges, Ultraschallmessungen oder elektrophysiologischen Untersuchungen wurde festgestellt, dass diese Wirkung der Sehkraftänderung sich ausschließlich auf die Entspannung der Augenmuskeln bezieht. Da die äußeren Augenmuskeln eine Wirkung auf die Form des Augapfels haben, wird durch die Veränderung der Muskelanspannung möglicherweise auch die Form des Augapfels verändert, worin man eine Erklärung für die Änderung der Brechkraft (der Nah- und Ferneinstellung) sehen könnte.

Wir haben das therapeutische Verfahren der Hypnose speziell bei Patienten mit erhöhtem Augeninnendruck wissenschaftlich untersucht und angewandt. Die Patienten wurden in Einzelsitzungen therapiert, in denen ihnen besondere Entspannungsformeln vorgesagt wurden. Anschließend wurden sie aufgefordert zu visualisieren: z. B. „Mitfließen im Kammerwasser". Das Hineinführen des Patienten in den hypnotischen Zustand erfolgte durch eine optische Methode, d. h. durch Fixieren einer Farbtafel. In monotoner Sprache wurde dann die Entspannungsaufforderung vorgesagt und anschließend eine Vertiefung dieses Zustandes herbeigeführt. Dann wurde eine gezielte sprachliche Führung, eine „Reise durch das Auge", angeschlossen. Nach ca. 20 Minuten wurde die Rücknahme eingeleitet, und zwar gestuft mittels Zählmethoden (man zählt z. B. von zehn rückwärts, bei null erwacht der Patient aus der Trance).

Wenngleich Hypnose nicht unbedingt mit Entspannung gleichgesetzt werden kann, so zeigten unsere Ergebnisse doch, dass die Patienten in eine tiefe Entspannung gerieten. Zusätzlich konnten wir noch andere Effekte beobachten: Vor und nach jeder Hypnose wurden Augeninnendruck und Blutdruck gemessen, während der Hypnose wurden mittels Biofeedbackgerät der Hautwiderstand, die Pulsfrequenz, die Atemfrequenz und die Hauttemperatur abgeleitet.

Eine Blutabnahme erfolgte am zweiten und am zehnten Termin vor und nach der Hypnose zur Bestimmung der Serumkonzentration der Stresshormone Adrenalin, Noradrenalin und Cortisol. Vor Beginn und nach Ende der Gesamtstudie fand eine vollständige augenärztliche Untersuchung statt, und es wurde ein Wasserbelastungstest durchgeführt.

Im Verlauf der Studie kam es zu einem Abfall des mittleren Augeninnendrucks von über 5 mm Hg. In der Sprache der Statistiker nennt man ein solches Ergebnis hochsignifikant, die Methode ist also eindeutig und nachweisbar wirksam.

Zu jedem Termin während der Studie konnte der mittlere Augendruck durch Hypnose gesenkt werden, besonders aber im Gesamtverlauf der Studie. Entsprechend kam es zu einem Abfall der Stressparameter im Blut, d.h. der Serumkonzentration von Adrenalin, Noradrenalin und Cortisol. Die erreichte Umschaltung des vegetativen Nervensystems auf Entspannung schlug sich darüber hinaus in anderen Messwerten nieder. Der Hautwiderstand* stieg an, was ein untrügliches Zeichen für Entspannung und seelische Ausgeglichenheit ist. Die Pulsfrequenz reduzierte sich ein wenig, ging aber nicht unter einen Mindestwert. Die Atemfrequenz wurde geringer und zeigte damit ebenfalls Entspannung an.

i *Hautwiderstand:* Der elektrische Widerstand der Haut ist abhängig von der seelischen Situation. Angstschweiß z. B. macht die Haut feuchter, was den elektrischen Widerstand herabsetzt (Prinzip des Lügendetektors). Entspannung geht dagegen mit einer Erhöhung des Hautwiderstandes einher.

Die subjektiven Befindlichkeitstests der Patienten ergaben, dass sie sich mit dieser Methode außerordentlich wohl fühlten und dass es ihnen körperlich und seelisch besser ging. Die Mittelwerte der Augeninnendrucke während des Wasserbelastungstests lagen nach der Studie signifikant niedriger als zu Studienbeginn, was für die deutlich verbesserte Druckregulation im Augeninneren spricht.

Zusammenfassend kann man sagen, dass Hypnose für die Behandlung des Glaukoms ebenso gut geeignet ist wie Autogenes Training.

Hinweis:

Hypnose sollte unbedingt von erfahrenen, speziell ausgebildeten Therapeuten ausgeübt werden. Man muss also in der Wahl des Hypnotherapeuten sehr vorsichtig sein, bzw. bei den Fachgesellschaften Adressen nachfragen (Deutsche Gesellschaft für ärztliche Hypnose und autogenes Training e.V.).

! Das Wichtigste in Kürze:

Hypnosetechniken sind eine gute Therapiemethode zur Begleitbehandlung des Glaukoms. Wir konnten in unseren Studien zeigen, dass unter Hypnose der Augendruck sinkt und andere Stressreaktionen abgebaut werden.

Kapitel 3: Meditation

Worum es in diesem Kapitel geht:

- Von der Außenwelt lösen
- Loslassen von Gedanken, Wünschen und Ängsten
- Meditation und Psychotherapie
- Biofeedback
- **Das Wichtigste in Kürze**

Der Begriff Meditation leitet sich vom lateinischen *meditari* = nachsinnen ab. Meditation soll den Meditierenden von der Außenwelt lösen, ihn nach innen, zu sich selbst führen. Dies wird in den vielen Kulturen und Religionen, die so etwas wie Meditation praktizieren, in Methode und Ziel unterschiedlich interpretiert. So kann man ganz unabhängig von einer religiösen Bindung meditieren. In religiösen Kontexten aber dient die Meditation dazu, sich dem jeweils geglaubten „Göttlichen" zu nähern.

Meditation unter die Entspannungstechniken einzureihen ist insofern erlaubt, als wissenschaftliche Forschungsergebnisse vielfach beweisen, dass durch Meditation körperliche Reaktionen wie Gehirnströme, Puls, Blutdruck, Hautwiderstand und Atmung messbar positiv verändert werden.

Doch das ist nur ein Aspekt, der sich ausschließlich auf die Körperlichkeit des Menschen bezieht. Meditation ist wesentlich mehr, da sie auf subtile Weise die seelischen Prozesse verändern kann und die spirituellen Bedürfnisse befriedigt, ohne in bestimmte Religionen eingebunden zu sein. Verschiedene Formen der Meditation werden in allen Kulturen angewandt, um den Aufruhr des inneren und äußeren Lebens zur Ruhe zu bringen. Sie erreicht, dass Menschen zu ihrer inneren Harmonie kommen, die ihnen hilft, gelassen zu sein, die Welt mit anderen Augen zu sehen, auch soziale Beziehungen wirklich zu leben. Das Erleben tiefer innerer

Spiritualität ermöglicht dem Menschen unter Umständen, metaphysische Erfahrungen zu machen („peak-experience“). So ist Meditation im Wesentlichen Erfahrung der eigenen Person, sie wird zur Erfahrung des eigenen Seins. Meditation hilft, die Last des Lebens zu mindern und Sinn zu finden. Regelmäßiges Meditieren befähigt auch, inmitten des oft aufregenden Alltags zentriert zu bleiben und bewusst zu leben, statt in Freizeitvergnügen davonzulaufen oder in Krankheit zu fliehen.

Im Unterschied zu normalen Entspannungstechniken, bei denen der Geist frei umherschweifen kann oder den Visualisierungsaufforderungen folgt, bleibt er bei der Meditation zentriert, z. B. auf den Atem, oder möglichst leer, d. h. ohne Bilder und Gedanken. So kann es geschehen, dass man eines viel subtileren Bewusstseins gewahr wird, welches man im normalen Leben so nicht erfahren kann.

Ein wichtiger Aspekt des Meditierens ist eine Veränderung des „kognitiven Modus“. Das sprachliche, logische Selbst (linke Hirnseite) verblasst und wird durch ein Selbstbild der rechten Hälfte überlagert, ähnlich wie in Traum- und Entspannungssituationen.

Die Meditationsforschung

Die Meditationsforschung zeigt z. B. bei Meditierenden der Transzendentalen Meditation (TM), dass zu Anfang eine rasche Verstärkung der Alphawellen im EEG messbar wird, erst einseitig, später auf beiden Gehirnhälften gleichschwingend. Die TM ist eine spezielle Meditationstechnik, die mit so genannten Mantren, meist Silben oder Wörter aus der indischen religiösen Tradition, arbeitet.

Die Gehirnhälften sind während der Meditation in der Lage, die Dominanz einer Seite aufzugeben und sich gleichzuschalten. Meditation fügt somit zusammen und ermöglicht dem Menschen die Harmonie seiner „beiden Selbst“ in einem Geist, in einem Sein. Das mag der Grund sein für das Gefühl der Ganzheit, das die Meditierenden manchmal erfahren.

Es gibt natürlich sehr viele Meditationstechniken und -arten. Jeder muss die für ihn passende Technik selbst finden. Der Sinn der Meditationstechniken liegt darin, die Identifikation mit den persönlichen Problemen und Privatideologien loszulassen. Die Zentrierung wirkt der üblichen Lust auf Zerstreuung entgegen. Das Ziel von Meditation und Selbsterfahrung liegt nicht darin, jemand Anderes oder Besonderes zu werden, sondern zu entdecken, wer man schon immer war und ist.

Entspannungsmethoden und Meditation wirken direkt auf das Unterbewusstsein. Dieses führt zur Selbstannahme, Selbstliebe und zu psychischer Unabhängigkeit. Entspannungsverfahren und Meditation helfen auch, viele Schichten von Gedanken loszulassen, besonders Ängste, Wünsche und Verhaltensweisen, die das individuelle Selbst einengen. Es gilt, die Egoismen zu durchschauen und die Egomanien loslassen zu lernen.

Die Forschung hat auch ergeben, dass durch Entspannungszustände Immun- und Hormonsystem gestärkt werden und dass sich die Belastbarkeit des Herz-Kreislauf-Systems erhöht. In den USA gibt es Kliniken, in denen Meditation zum normalen medizinischen Therapieprogramm gehört. Je nach Meditationsart wird bevorzugt auf körperliche Entspannung hin gearbeitet. Zusätzlich wird sie aber auch als seelische Konzentrationsübung benutzt oder auch als Möglichkeit, transpersonale Bereiche zu öffnen (letzteres setzt aber voraus, dass man die Realität der Transzendenz und des Transpersonalen akzeptiert).

Ken Wilber, führender Theoretiker der transpersonalen Psychologie, schreibt, dass die Transzendentale Meditation die Tür zur wissenschaftlichen Erforschung der Meditation geöffnet hat. Inzwischen wird auch bei Wissenschaftlern anerkannt, dass die Innenwelt so real ist wie die Außenwelt, nur erschließen sich beide durch ein jeweils anderes Instrumentarium. Äußerliches wird gezählt und gemessen, die Innenwelt mit ihren Absichten, Gefühlen und Bewusstseinszuständen braucht den Dialog zwischen Menschen, die der Interpretation fähig sind. Ken Wilber weist darauf hin, dass der Seele eine tiefere universale Wirklichkeit zugrunde liegt und dass mystische Erfahrungen, z.B. beim Meditieren, das Ergebnis eines an der Wirklichkeit orientierten Lernprozesses sind und das Ergebnis eines sich konsequenten Einlassens auf diese Wirklichkeit.

Meditation und Psychotherapie

Die Gemeinsamkeiten zwischen Meditation und Psychotherapie liegen zunächst darin, dass beide versuchen, das innere Wachstum des Menschen zu fördern und zu einer „Ganzwerdung der Persönlichkeit" hinzuleiten. Technik und Ziele sind allerdings extrem unterschiedlich.

Die Psychotherapie, besonders die Psychoanalyse, versucht, den Kranken zu analysieren und den Ursprung von Symptomen bewusst zu machen. D.h. sie ist ein extrem rationalisiertes (linkshirniges) Verfahren, das den Menschen wieder „normal" machen will und zwar besonders durch eine Stärkung des Ich, um ihn den Bedürfnissen der Gesellschaft anzupassen. Der Psychotherapeut arbeitet in erster Linie mit dem Inhalt (z.B. Kindheitstraumen), in zweiter Linie mit der Struktur des Traumas, das er versucht zu verwandeln, um den Menschen besser gesellschaftlich angepasst und seelisch ausgewogen zu machen. Besonders die Verhaltenstherapien zielen darauf ab.

Meditation dagegen will auf andere Art und Weise den Menschen in sein Gleichgewicht zurückführen. Sie will ihn nicht „normal" machen, sondern in die Lage bringen, das „Normale" zu überschreiten. Die Meditation geht eher an die innere Struktur der Persönlichkeit. Bedeutung und Inhalt von Angst auf verschiedenen Ebenen sind dabei nicht so ausschlaggebend und interessant. Durch Meditation wird die Persönlichkeitsstruktur in sich gestärkt. Das führt zu einer heilsamen Reorganisation und versetzt den Meditierenden damit in die Lage, innere Vorgänge, die auf einer psychodynamischen Ebene Spannungen verursachen, auf eine höhere Bewusstseinsebene zu bringen, wo sie positiv umgewandelt werden. Meditation befreit von inneren Zwängen und löst erstarrte Verhaltensmuster auf. Sie bringt den Menschen zu seinem wahren Selbst zurück, vermittelt innere Ruhe, Weitsicht und Weltoffenheit. Sie ist Garant für wahre Lebensqualität, die nicht mehr von äußeren Annehmlichkeiten abhängig ist.

Die Ziele der Meditation

„Die Lehrer der Weisheit", von denen es im Laufe der Jahrtausende einige gab, lehrten übereinstimmend etwa Folgendes:

1. Atme jeden Augenblick bewusst. Erinnere dich in allen Situationen an dein Gegenwärtigsein (d.h. nicht an Geschichten aus der Vergangenheit oder Vorstellungen von der Zukunft haften).
2. Halte dir deine Absicht bei jedem deiner Schritte vor Augen. Dein Ziel ist das Freiwerden.
3. Erinnere dich, dass die Reise aus der Welt der Erscheinungen (Äußerlichkeiten) in die Heimat der Wirklichkeit führen soll (Einheit statt Polarität).
4. Bleibe bei all deinen äußeren Aktivitäten innerlich frei. Lerne, dich mit nichts und niemandem zu identifizieren, denn Identifikation bedeutet Leid.
5. Erinnere dich an *religio*, d.h. Rückbindung an eine übergeordnete allgegenwärtige Dimension, und kehre zurück.
6. Bleibe wachsam bezüglich aller störenden Gedanken und Gefühle, lass dich nicht fortreißen.
7. Erst das allmähliche Aufgeben der Egoansprüche und des Egowahns ermöglicht es dir, an einer größeren Wirklichkeit teilzuhaben.

Biofeedback

Eine westliche Variante der geistig-körperlichen Beeinflussung geschieht mittels Biofeedback. Biofeedback wird auch als das „moderne Yoga des Westens" bezeichnet. Hier wird ein mechanisches (kein geistiges) Hilfsmittel benutzt, um körperliche Reaktionen zu beeinflussen und zu verändern.

Biofeedback-Geräte werden am Körper (z.B. mit Elektroden) angeschlossen und können verschiedene körperliche Reaktionen wie z.B. Puls, Blutdruck, Hautwiderstand, Atmung oder Hirnwellen messen. Durch bestimmte Übungen (meist Entspannungsübungen) kann man bestimmte Körperfunktionen verändern. Das Gerät zeigt dies durch optische oder akustische Signale an. Man erhält ein „feedback", d. h. eine Rückinformation über die biologischen Funktionen. Man übt dann z. B., den erhöhten Blutdruck zu reduzieren. Das Gerät zeigt den Erfolg an und fördert dadurch weitere Änderungen im Sinne des angestrebten Ergebnisses.

Man kann lernen, seine Hirnwellen in Richtung Entspannung zu verändern. Durch Untersuchungen wurde aber ein wichtiger Unterschied zwischen Meditation und Biofeedback-Training festgestellt. Meditation ist in der Lage, im Gehirn sowohl Wellen auszulösen, die einem entspannten Wachzustand entsprechen (Alphawellen) als auch solche, die Phantasie und sogar tiefen, traumlosen Schlaf bedeuten (Theta- und Deltawellen). Das durch Biofeedback erlernte Training löst dagegen nur Alphawellen, also Entspannung, aus.

Langfristig hat es sich nicht immer bewährt, über Biofeedback einzelne körperliche Funktionen alleine zu trainieren, weil es die Entstehung einer Harmonie im Körper stören kann. Körpersysteme funktionieren besser, wenn sie im Einklang miteinander arbeiten und die Wechselwirkungen harmonisch aufeinander abgestimmt sind, wie das z. B. in der Meditation, beim Autogenen Training oder in der Musiktherapie geschieht. Dennoch hat sich bei bestimmten Krankheiten das Biofeedback-Training außerordentlich bewährt. So zeigen sich gute Ergebnisse bei der Behandlung des vasospastischen Syndroms, da sich die Durchblutung von Händen und Füßen verbessert. Dies ist besonders für Glaukompatienten mit gleichzeitigem vasospastischen Syndrom wichtig. Darüber hinaus gibt es positive Berichte bei Suchttherapie, Schmerzbehandlung und in der Krebstherapie.

Yoga

Yoga gibt es in vielen verschiedenen Varianten, bei denen in einer Kombination aus meditativen und körperlichen Techniken eine heilsame Verbindung zwischen Körper und Psyche hergestellt wird. Die Haltungen, das haben Studien gezeigt, verbessern den Blutdruck und fördern Gefühle von Wohlbefinden und Ruhe.

Für Glaukompatienten ist es wichtig zu wissen, dass Übungen mit Kopftieflage den Augeninnendruck erhöhen und daher vermieden werden müssen.

Yoga lernt man am besten im Kurs und bei einem erfahrenen Lehrer. Auf der Internetseite des BDY (Berufsverband der Yogalehrenden in Deutschland e. V.), www. yoga.de, finden Sie weitere Informationen.

! Das Wichtigste in Kürze:

Meditation kann eine weitere Begleittherapie für das Glaukom sein. Mit ihrer Hilfe kann Stress abgebaut werden. Im Unterschied zur Psychotherapie, in der eine Ich-Stärkung angestrebt wird, will die Meditation den Menschen zur Ich-Überwindung und Ich-Auflösung führen und ihm Kontakt zu seiner Seele, seinem Unterbewusstsein möglich machen. Das Biofeedback ist eine westliche technische Variante der geistig-körperlichen Beeinflussung.

Der Zugang aller Menschen zu Musik schließt
den Zugang der Musik zu allen Menschen ein.
(P. Riggenbach)

Jeder Mensch ist ein Lied,
das die Natur plötzlich singen wollte.
(Spruch der Aborigines aus Australien)

Jede Krankheit ist ein musikalisches Problem.
(Novalis)

Kapitel 4: Musiktherapie

Worum es in diesem Kapitel geht:

- Geschichtlicher Rückblick
- Bedeutung von Musik und Musikhören
- Verschiedene Methoden der Musiktherapie
- Musiktherapie bei Depressionen
- Musiktherapie und Gehirnfunktionen
- Binaurikulare Schwingungen
- **Das Wichtigste in Kürze**

Autogenes Training und Hypnose zeigten bei Patienten mit Grünem Star sehr zufriedenstellende Effekte. Dennoch suchten wir nach einer Methode, die noch einfacher zu handhaben ist und die gleiche Effektivität hat. Das Autogene Training hat den großen Vorteil, zunächst den Körper zu verändern und dann die seelischen Hintergründe zu beeinflussen, allerdings den Nachteil, dass viele Patienten mit sich selbst nicht arbeiten können. Meistens sind das Menschen, die auf körperlicher und seelischer Ebene nicht loslassen können und sehr schnell die Geduld mit sich selbst verlieren. Autogenes Training braucht eine längere Anlaufzeit und erfordert tägliche Übung, wirkt dann aber besonders nachhaltig.

Hypnose hatte sich in unseren Versuchen als ebenso effektiv gezeigt, hat aber den Nachteil, dass viele Patienten sich auf diese Therapieform nicht einlassen wollen. Sie erfordert zudem, dass ein sehr erfahrener Therapeut die Sitzungen durchführt. Wie bei der Psychotherapie kann auch eine Abhängigkeitsbeziehung zwischen Therapeut und Patienten entstehen, die nicht unbedingt wünschenswert ist.

Schließlich fanden wir in der Musikmedizin ein therapeutisches Verfahren, das unseren Wünschen und Vorstellungen entspricht. Wir kombinierten auf einer CD Entspannungsmusik mit Visualisierungen und zusätzlichen speziellen Schwingungen, die im Gehirn einen Entspannungszustand erzeugen können. Dieses Verfahren ist völlig neu für die Augenheilkunde und von uns erstmals für Augenpatienten entwickelt worden.

Geschichtlicher Rückblick

Nada Brahman heißt es schon in den Jahrhunderte alten indischen Lehrbüchern der Musik – vom Ursprung her ist alles Klang, könnte man es interpretieren. Im ersten Schöpfungsbericht der Bibel heißt es, Gott habe durch das Wort geschaffen: „Gott sprach ... und so geschah es." Heute wissen wir dank der modernen Physik, dass der Kosmos schwingt, der Makrokosmos und der Mikrokosmos, die Sterne und jede einzelne Körperzelle und auch die Atome in anorganischen Materialien. Alles ist Schwingung und Bewegung. Wahrscheinlich hat jeder Mensch seine eigene Schwingung, seinen eigenen Klang. Denn angelegt ist der Mensch von Natur aus auf harmonische Schwingungen und Gesundheit, Dysharmonie führt zu Krankheit, der Mensch ist dann nicht im Gleichklang und Einklang mit sich und dem Leben, er ist „verstimmt".

Ein Leben ohne Musik gibt es nicht, in keiner Kultur und zu keiner Zeit. Therapeutisch wurde sie bereits im alten Ägypten durch Musikpriesterinnen eingesetzt. Auch Pythagoras (570 v. Chr.) verwendete Lieder gegen körperliche Leiden, „zum Vergessen der Trauer und zum Stillen des Zornes sowie der Austilgung von Leidenschaften", die man heute „Affekte" nennt.

Schon immer wusste man, dass Gemütszustände wie Angst, Scham, Wut, Hass, Eifersucht oder Trauer nicht nur Zeichen innerer Unfreiheit sind, sondern Ursache für leibliche und seelische Krankheiten. Viele große Denker früherer Zeiten waren davon überzeugt, dass nicht nur unsere Sinneseindrücke (z.B. das Hören von Musik), sondern auch unsere seelischen Empfindungen denselben universalen Harmoniegesetzen unterliegen, die auch den ganzen Kosmos regieren. Für den Physiker Johannes Kepler (1571–1630) entspricht die Natur der menschlichen Seele der Harmonie, in der das Sternensystem sich geordnet und dynamisch bewegt. Und für die Hermetischen Schriften gilt das Motto „wie oben – so unten". Die neuen Forschungsergebnisse des Marburger Chronobiologen Professor Hildebrandt (†) zeigen, dass die Gesundheit des Menschen immer dort gestört ist, wo die natürliche harmonikale Ordnung des biologischen Systems Mensch durcheinander gerät. Hildebrandt bezeichnete den menschlichen Organismus geradezu als eine „Musik-Physiologie", weil sich die Körperfunktionen an den gleichen Harmoniegesetzen orientieren wie die Musik.

Auch in den Tempelkrankenhäusern von Pergamon und Epidaurus wurde Musik gespielt. Die griechischen Gelehrten fanden heraus, dass dem Kosmos sowie der Mathematik und der Musik dieselben Gesetze zugrunde liegen. Sie konnten bereits darstellen, wie man mit bestimmten Klangfolgen emotionale Zustände beeinflusst und das Gehirn aktivieren und stimulieren kann.

Seit Jahrtausenden werden auch vor allem im fernen Osten Klänge von Instrumenten zur Bewusstwerdung eingesetzt: Klangschalen oder Hörner in Tibet, Gongs in Malaysia, die Sitar in Indien, die Ut und Ney in Zentralasien, Glocken und Orgeln bei uns oder Trommeln in Afrika. Gerade Ethnomusik mit Trommeln wird häufig zur Tranceinduktion eingesetzt und auch in der modernen Medizin genutzt, um transpersonale Zustände hervorzurufen. Schamanen in verschiedenen Gegenden der Welt heilen rituell mit Rhythmus und Klang.

Wie wichtig es ist, den Mikrokosmos Körper durch Musik in einen normalen Biorhythmus zu bringen, hat auch die Weltraumforschung ergeben. Bei Astronauten gerät durch Zeitveränderung sowie Schwerelosigkeit und Tonlosigkeit in der Weltraumkapsel der Biorhythmus völlig durcheinander. Zusätzlich wirken die enorm hohen psychischen Belastungen als Stressoren. Das Hören von Musik, besonders während des Weltraumfluges, macht ausgeglichener, reduziert Stress und normalisiert den Biorhythmus. Das Gehirn benötigt offensichtlich akustisch harmonische Reize als Stimulus für den biologischen Energiehaushalt.

Musik und Musikhören

Was haben Musik und Musikhören für den Menschen für eine Bedeutung? Was heißt hören?

Hören ist ein integraler körperlich-geistiger Vorgang. Man hört nicht nur mit den Ohren, sondern mit dem ganzen Körper. Hören funktioniert hauptsächlich über die Knochenleitung des Schädels, aber auch über die Haut, mit der die Schwingungen der Musik aufgenommen werden. Wir schwingen in Resonanz mit den Tönen, und je nach Tonhöhe haben diese Schwingungen anregenden oder beruhigenden Charakter. „Falsche" Klänge können krank und aggressiv machen.

So zeigt die Erfahrung, dass etwa Marschmusik ganze Armeen in Einklang bringen kann. Auch die Musik in Film, Funk und Fernsehen wird gezielt eingesetzt, um bei entsprechenden Situationen die erwünschten emotionalen Reaktionen hervorzurufen. Ein kleines Beispiel kann das erläutern und ist leicht nachvollziehbar. In einer kleinen Film- bzw. Fernsehszene streift ein Mädchen durch einen Wald. Flöten und Vogelgezwitscher als Begleitmusik signalisieren eine fröhliche Stimmung. Ist die Begleitmusik aber dumpf, dunkel, dissonant, wird Gefahr signalisiert, man ahnt ein drohendes Verbrechen. Dieselbe Szene wird dann abhängig von der Begleitmusik völlig unterschiedlich empfunden und vom Gehirn unterschiedlich interpretiert.

Die Wirkung von Musik wird besonders bewusst in der Werbung eingesetzt. Hintergrundmusik wird zur Steigerung der Kauflust in Kaufhäusern eingesetzt, die Wirkung der Musik umsatzsteigernd ausgenutzt. Musik ist zu einem Massenmedium geworden. Die Ohren kann man bedauerlicherweise nicht – wie die Augen – einfach schließen, um sich zu schützen. Der akustischen Manipulation ist man fast schutzlos ausgeliefert.

Vor der Erfindung elektronischer Musikinstrumente, vor Radio, Plattenspieler, CD, Funk und Fernsehen war Musikhören etwas ganz Besonderes. So erfreuten vorbeiziehende Musikanten die einfacheren Leute, während die Reicheren zu bestimmten Gelegenheiten Konzerte zu Gehör bekamen. Heute ist man zuhause und außer Haus praktisch ständig von Musik umgeben, aber mehr im Sinne eines unbewussten Konsumierens ohne wirkliches Hinhören. Musik dient der Nebenbei-Unterhaltung.

Bewusstes Hören aber bedarf der Stille und einer besonderen Umgebung, d.h. die innere Einstellung und die äußere Umgebung müssen stimmen, die Kleidung evtl. angepasst sein. Auch die körperliche Haltung spielt je nach der entsprechenden Situation eine Rolle. So erfordert ein klassisches Konzert oder eine Oper eine andere Haltung als Jazz, Hip-Hop und andere moderne Musik. Rhythmus und Klänge berühren das Seelenleben eines jeden Menschen und wirken auf die Dynamik seines Erlebens. Auch wenn Musikgeschmack sehr stark individuell geprägt und von biographischen Erlebnissen überlagert ist, gibt es Klänge, die auf alle Menschen beruhigend oder auch aufputschend wirken.

Eine stimmige Musik vermag tiefe vorgeburtliche und vorsprachliche Schichten anzurühren und Vorstellungen, Bilder, Gefühle und Assoziationen freizusetzen. Da Musik Bedeutungsträger für persönliche Erfahrungen ist und sehr stark auf die Dynamik des menschlichen Erlebens Einfluss hat, ist Musiktherapie immer eine Art von Psychotherapie.

Auch wenn die Wirkung von Musik individuell verschieden sein kann, lassen sich bei beruhigender Musik generell ähnliche Effekte wie bei den anderen Entspannungsmethoden beobachten:

- Entwicklung und Vertiefung von Entspannungszuständen, d.h. Abbau von Spannungen.
- Milderung von Reizzuständen und Unruhe, Lösung von Verkrampfungen.
- Entwicklung von Gefühlen und Emotionen, die das allgemeine Wohlbefinden bessern.
- Anregen und Entwickeln der Fantasie.

Kombiniert man Musik mit anderen Methoden (bei uns z.B. mit Atmung, Entspannung, Visualisierung etc.), so erhöhen sich die Effekte. Musik erleichtert dabei die Konzentration auf den Körper und auf die Übungen.

Zum Hören gehört aber auch das Gehirn. Musik hören heißt hauptsächlich, Schwingungen mit dem Sinnesorgan Ohr wahrzunehmen. Das Ohr ist schon etwa 4,5 Monate nach der Befruchtung voll funktionsfähig und somit das erste vollständig entwickelte Sinnesorgan. Der Hörsinn ist der erste Sinn, dessen Reize im Gehirn verarbeitet werden, und er erlischt als letztes! Mit dem letzten Atemzug ist das Hören, wie das EEG zeigt, noch nicht vorbei!

Das Innenohr hat erstaunlicherweise mehr Nervenenden als das Auge, der Mensch ist also zuerst und vielleicht sogar zumeist ein Hörender. Über das Ohr werden möglicherweise mehr Stimmungen und Gefühle vermittelt und ausgelöst als durch visuelle Eindrücke.

„Das Auge führt den Menschen in die Welt hinein, das Ohr führt die Welt in den Menschen ein.", sagt der deutsche Mediziner und Naturforscher Lorenz Oken (1779–1851).

Taube Menschen verlieren den Kontakt zur Umwelt und damit eine Dimension des Erlebens, die seelische Harmonie ermöglicht. Was gehört wird, dringt in tiefere Seelenschichten als andere Sinneseindrücke. Deshalb ist Musik besonders geeignet, Zugang zum Unbewussten zu schaffen. Bewusstes Hören bewirkt eine Entfaltung von Wahrnehmungs- und Erlebnisfähigkeit. Musiktherapie ist im psychologisch-therapeutischen Bereich ein sicheres Mittel, zu den Gefühlen der Menschen zu gelangen und diese therapeutisch zu beeinflussen.

Formen der Musiktherapie

Musiktherapie ist ein übergeordneter Begriff, unter dem sich verschiedene Methoden und Konzepte verbergen. Im wesentlichen unterscheidet man zwei Hauptgruppen: die **rezeptive Musiktherapie**, bei der es ausschließlich um Anhören geht, und die **aktive Musiktherapie**, bei der Anhören und Mitmachen kombiniert werden. Von allen Musiktherapieformen ist es vor allem die rezeptive Musiktherapie, deren Wirksamkeit wissenschaftlich belegt ist. Hier wird Heilung durch Hören erforscht und therapeutisch genutzt.

Die Vielschichtigkeit der Musiktherapie macht aber insgesamt eine wissenschaftliche Prüfung und Vergleichbarkeit ihrer Methoden schwierig. Ihren verschiedenen Richtungen liegen verschiedene Interpretationen von Krankheit und Gesundheit und mitunter auch unterschiedliche, kulturabhängige Menschenbilder zugrunde. In den letzten Jahrzehnten wurde versucht, die Wirkung der Musik und ihrer Heilkraft genau wie bei anderen Entspannungsmethoden über messbare Körperreaktionen zu erklären. Dies führte zur Entwicklung von therapeutischen Konzepten und zum Fachgebiet der Musikmedizin. Im Unterschied zur

Psychotherapie wirkt hier das Medium Musik und nicht der Therapeut.

Im 20. Jahrhundert war Ida Hyde die erste, die auf die Wirkung von Musik auf den Körper des Menschen hingewiesen hat. 1924 untersuchte sie die Reaktion von Musik auf das Herz-Kreislauf-System. Sie stellte mit ihren Experimenten dar, wie sehr Musik den Menschen körperlich beeinflusst. Danach erschienen viele wissenschaftliche Arbeiten, die feststellten, wie stark die Musik auch auf den seelischen Zustand des Menschen einwirkt. Außerdem fand man heraus, dass das Hören beruhigender Musik bei Angstneurosen ebenso wirkungsvoll ist wie z.B. progressive Muskelentspannung oder Autogenes Training. Musikhören verstärkt zudem die entspannende Wirkung des Biofeedback-Trainings.

Im Mittelpunkt heutiger Musikmedizin steht die Wirksamkeit des Verfahrens auf Gehirn und Nervensystem sowie die Unterstützung klinischer, medikamentöser oder psychotherapeutischer Verfahren. Wissenschaftliche Studien zeigen, dass Musikmedizin das vegetative Nervensystem beeinflusst und dadurch besonders folgende Effekte zeigt:

- Senkung des Stresshormonspiegels
- Reduzierung des Sauerstoff-Verbrauchs durch Harmonisierung des Atems
- Regulierung des Stoffwechsels (z.B. bei Schilddrüsenüberfunktion)
- Senkung von Herzfrequenz und Blutdruck
- Schmerzreduktion
- Angstreduktion

Genutzt werden diese Wirkungen besonders in der Anästhesie (Narkose oder Betäubung) und in der Schmerzbehandlung. Bei Krebserkrankungen kann die Musikmedizin helfen, Angst und Verunsicherung zu bewältigen.

Wie wirkungsvoll die Therapie ist, hängt jedoch von der Tiefe des Musikerlebens ab, das heißt von den Möglichkeiten des Hörenden, sich auf diese Erfahrung einzulassen. Bei ausreichender Hinwendung zum Hörerlebnis kann dann allerdings Verschiedenes passieren: So tauchen z.B. aus dem Unterbewusstsein zahlreiche Assoziationen zum Tagesgeschehen oder aus der Vergangenheit auf, die sowohl individuellen als auch allgemeingültigen psychischen Mustern entsprechen.

Die Wirkung der musikalischen Inhalte kann je nach Form der Darbietung sehr unterschiedlich sein, wobei die Musikart, Wort und Klangtonlage der Sprecher, Textinhalte und Visualisierungen entscheidend sind. Gerade Vorstellungsübungen haben gezeigt, dass es möglich ist, das Immunsystem zu aktivieren, was besonders in der Krebstherapie ausgenutzt wird.

Je nach Alter, Geschlecht, Bildung, familiärem, gesellschaftlichem und kulturellem Hintergrund, besonderem individuellen Geschmack, persönlichen Erlebnissen und Ressourcen können die Effekte entsprechend unterschiedlich sein. Die zu Peter Hübners musikalischer Resonanz-Therapie-Musik durchgeführten wissenschaftlichen Studien legen nahe, dass die Auswirkungen von Musiktherapie unabhängig davon auftreten, ob der Hörer die Musik als schön empfindet oder nicht.

Peter Hübner, ein anerkannter Komponist und Produzent therapeutischer Musik sowie wissenschaftlicher Musiktherapeut, sagt: „Außer Nahrungsentzug und Mangel an Liebe kann kaum etwas unser Seelenleben so berühren wie Musik." Hans-Helmut Decker-Voigt, ein Professor für Musiktherapie an einer deutschen Musikhochschule, sagt: „Musik schließt uns, indem wir sie hören oder machen, an jene Zeit an, in der wir präverbal Kontakt aufnahmen, hielten und gestalteten. Dieses Erlebnis löst im Unbewussten verschüttete oder verdrängte Gefühle aus, die möglicherweise Aufschluss über Unerledigtes geben können."

Klangreisen wie die auf der beiliegenden CD dienen dem therapeutischen Ziel, Symbole und Urbilder zu aktivieren, Entspannung, Loslassen zu induzieren. Musik hat aber nie eine zwingende Wirkung wie Drogen oder Medikamente. Wandlung wird als möglich erachtet und erlebt. Musik rührt an und bewegt. Die Symbole, z. B. bei den Visualisierungsübungen, können das spirituelle Innerste anrühren und das zutiefst Heilsame erwecken.

Musiktherapie bei Depressionen

Depressive Stimmungen haben ihre eigene Klangform, den „Blues“. In der Musik werden solche Gefühle typischerweise in Moll-Tonart und in tieferen Lagen des Stimmregisters zum Ausdruck gebracht. Depression kann ein Symptom dafür sein, dass ein Mensch auf grundlegende Weise seinen Rhythmus verloren hat.

Auch wenn viele Menschen es leugnen, kann letztendlich jeder depressiv werden, je nach auslösendem Ereignis (z. B. ein Verlust) und dessen Verarbeitung. Tatsächlich sind depressive Stimmungen verständliche Reaktionen auf eine ganze Reihe von Ereignissen im Leben. Das resultierende Stimmungstief stört die Gedankenprozesse, steht der Konzentration im Wege und erschwert alltägliche Entscheidungen. Da depressive Stimmungen und Pessimismus in Wechselwirkung stehen, lassen einen die trübseligen Gedanken mutlos werden und sorgen dafür, dass die eigene Identität in Frage gestellt wird. Depressionen können auch zur Beeinträchtigung der Selbstachtung führen und irrationale Schuldgefühle oder Selbstbezichtigungen hervorrufen. So wirkt sich die Depression auf unterschiedliche Funktionsweisen des Menschen störend aus, z. B. auf sein Verhalten und Denken. Aber auch das Immunsystem wird stark verändert, was das Entstehen von Krankheiten fördert.

Man kann Depressionen musikmedizinisch therapieren, denn Musik hat die einzigartige Macht, Gefühle auf ungezwungene Weise ins Bewusstsein zu bringen. Musik kann dann auch ein hervorragender Rückzugsort von existentiellen Schmerzen sein. Musik vermittelt ein Gefühl von Unnahbarkeit und innerer Losgelöstheit. Durch Musik wird man dabei unterstützt, über das hinauszugehen, was einen zu verschlingen und zu ersticken droht. Die Welt erscheint nicht mehr so fordernd, wie man zunächst glaubte. Musik kann z. B. folgendes auslösen:

- Sie setzt innere Bewegung in Gang (vom Negativen zum Positiven).
- Sie wirkt als Katalysator (Beschleunigung der Gesundung).
- Sie vertieft gefühlsmäßige Erfahrungen (Ursache der Depression suchen).
- Sie verändert geistige Zustände (von Emotionen zu Gelassenheit).
- Sie stimuliert (von Apathie zu Aktivität).
- Sie löst innere (positive) Bilder aus.
- Sie entspannt.

- Sie verändert die Körperchemie (Reduktion von Stresshormonen).
- Sie ist ein Ventil für emotionalen Ausdruck.
- Sie ist in der Lage, Angst- und Stresszustände zu unterbrechen oder aufzulösen.
- Sie lenkt die Aufmerksamkeit von Ängsten, Spannungen und Sorgen ab.

Die Musik ist in diesem Zusammenhang auch in der Lage, Menschen „energetisch" aufzuladen. Sie hilft, den Verstand zu reinigen. Folglich kann Musik einen entscheidenden Beitrag dazu leisten, Gedankenmuster, Einstellungen und Überzeugungen zu verändern und realistische Zielsetzungen zu ermöglichen. Sie hilft bei der Ausschaltung jener dissonanten negativen inneren Dialoge, die gerade in depressiven Phasen vorherrschen. Sie ermöglicht das Erkennen der falschen Maßstäbe gegenüber sich selbst und anderen, die sich besonders in Form von Angstzuständen und Feindseligkeit manifestieren und ein schlechtes Selbstbild hervorrufen. So kann die Musik als therapeutisches Medium depressive Gedanken umwandeln und die negativen, pessimistischen oder irrationalen Vorstellungen und Selbstaussagen verwandeln. Mit Hilfe der Musik kann man diese zunächst aktivieren und dann durch positive, rationale und optimistische Alternativen ersetzen.

Wie wirkt die Musiktherapie?

Für die Wirkung der Musiktherapie kann man verschiedene Erklärungsmodelle heranziehen.

Das Hören von Musik aktiviert vor allem die zentrale Hörbahn und auch Bereiche der Hirnrinde. Mit diesen wiederum verwoben ist im wahrsten Sinne des Wortes ein netzartiges System (formatio reticularis), das die Wachheit des Gehirns steuert und zur Stressregulation beisteuert. Von diesem Netzwerk gibt es auch Verbindungen zu Nerven der Wirbelsäule, die Einfluss auf Körperhaltung, Groß- und Feinmotorik, aber auch Anspannung bzw. Entspannung haben.

Über eine direkte Verbindung des Ohrs zum Gehirn können akustische Informationen über das vegetative Nervensystem entsprechende Reaktionen auslösen. So beschleunigt sich z.B. bei einem Knall der Puls, bei Entspannungsmusik verlangsamt er sich. Bei Glaukompatienten zeigte ein Versuch, dass ein lauter Knall eine Steigerung des Augeninnendruckes auslöst. Da das vegetative Nervensystem wiederum mit dem Hormon- und Immunsystem vernetzt ist, können akustische Informationen auch über diese Systeme Einfluss auf Gesundheit und Krankheit ausüben.

Da die zentrale Hörbahn darüber hinaus Verbindungen zu Gehirnregionen hat, in denen Sinnes- und Körperempfindungen (z. B. Schmerz) verarbeitet werden, kann man sich den Einfluss von akustischen Wahrnehmungen z. B. auf das Schmerzerleben erklären. Ähnliches gilt für Gefühle, Ängste oder Erlerntes; eine Vernetzung der Hörbahn mit den entsprechenden Schaltregionen im Gehirn lässt Gehörtes auch darauf Einfluss nehmen.

Die Traditionelle Chinesische Medizin lehrt sogar, dass über das Ohr Verbindungen zu allen Körperbereichen bestehen und z. B. mit Akupunktur beeinflusst werden können. Zusammenfassend kann man also sagen, dass akustische Phänomene über die zentrale Hörbahn Einfluss haben auf die psychische und körperliche Situation des Menschen. Diese Kenntnisse und Erfahrungen nutzt die Musiktherapie zur Heilung von Krankheiten.

Nun gelangen aber Höreindrücke vom rechten Ohr zur linken Gehirnhälfte und vom linken Ohr zur rechten Gehirnhälfte. Was bedeutet das?

1981 wurde der Nobelpreis für Physiologie an Roger W. Sperry für seine Forschungen über die beiden Gehirnhälften verliehen. Sperry fand heraus, dass die linke Gehirnhälfte die rechte Körperseite kontrolliert, die rechte Gehirnhälfte die linke Körperseite und dass die beiden Hälften auch unabhängig voneinander reagieren können. Weitere Forschungen ergaben, dass in der linken Hälfte Verstand, Sprache und Logik betont sind, besonders bei Rechtshändern, und dass die rechte Gehirnhälfte räumliche, melodische und Gefühlsanteile speichert. Jede der beiden Hälften ist jedoch fähig, eigenständig wahrzunehmen, zu lernen, sich zu erinnern und zu fühlen; sie tauschen sich aus, was man z. B. in Träumen erkennt.

Man kann heute den beiden Gehirnhälften im wesentlichen folgende unterschiedliche Bereiche zuordnen (bitte beachten Sie, dass die Auflistung keinen Anspruch auf Vollständigkeit hat und unter Umständen – wegen der besseren Übersichtlichkeit – etwas plakativ ist):

linke Gehirnhälfte	rechte Gehirnhälfte
Intelligenz	Intuition
rationales („männliches“) Denken	gefühlsmäßiges („weibliches“) Denken
Yang	Yin
bewusste Vorgänge	unbewusste Vorgänge
intellektuelle Einsicht	emotionale Verarbeitung
analytisch-mathematisches Denken	ganzheitliche Zusammenschau
abstrakte Begabung	künstlerische Begabung, Kreativität
Zeit	Raum
Aktivität	Passivität
digital	analog
Analyse einzelner Worte	Erkennen von Sprach- und Sinnzusammenhängen
Sprache	Musik
zeitliche Abläufe	Zeitlosigkeit

Die moderne medizinische Forschung konnte darlegen, dass große Unterschiede in der Bevorzugung und Aktivität einer der beiden Gehirnhälften häufig mit Krankheit assoziiert sind. Je harmonischer die Gehirnhälften zusammenarbeiten, desto ausgeglichener und gesünder ist der Mensch.

Unbewusste Vorgänge scheinen überwiegend rechtshirnig abzulaufen. Hypnose, Autogenes Training, Visualisierung und Musiktherapie arbeiten bevorzugt mit der rechten Gehirnhälfte. Gesprochene Texte, die wie auf der beiliegenden CD der Musik unterlegt sind, werden besonders linkshirnig verarbeitet. Im Rahmen dieser Therapie werden also beide Gehirnhälften stimuliert. Das heißt, hier kann der ganze Mensch wieder stabilisiert und ins Gleichgewicht gebracht werden. Die rechte Gehirnhälfte ist auch enger mit der Vorstellung vom eigenen Körper assoziiert, und es hat sich die Auffassung durchgesetzt, dass sie für die Bildung psychosomatischer Symptome „verantwortlich“ ist. Solche Symptome sind demnach eher Äußerungen in der Sprache der rechten Gehirnhälfte.

Ein Symptom und sein zugrunde liegendes Problem auf der unbewussten Ebene zu behandeln, ist deshalb besonders wirksam und zudem heilsamer, als wenn ein Patient mit Verstand und starkem Willen seine Symptome zu bearbeiten versucht. Je stärker willentlich gegen etwas gekämpft werden soll, um z. B. eine Verhaltensänderung herbeizuführen, desto weniger gelingt es. Die inneren Widerstände wachsen mit der Intensität des Willens. Das Erkennen, Bejahen und dann Loslassen alter Muster ist der effektivere Weg, und das gelingt eher mit Intuition und Gelassenheit, die bevorzugt in der rechten Gehirnhälfte angesiedelt sind.

Musiktherapie unterscheidet sich also von analytischen Verfahren der Psychotherapie, die das Symptom logisch-analytisch (linkshirnig) aufdecken und verstandesmäßig behandeln wollen, indem sie das Unbewusste anspricht. Sie überlässt der Weisheit des Unbewussten, den Grund für das Symptom zu suchen und kreativ eine andere unschädliche Möglichkeit zu finden, um dasselbe Ziel zu erreichen, das zuvor mit Krankheit angestrebt wurde.

Musiktherapie und Gehirnfunktionen

Die technische Entwicklung des EEGs (Elektroencephalogramm) macht es möglich, die sehr schwache elektrische Aktivität des Gehirns als Hirnwellenmuster zu messen und auf bestimmte Zustände des Gehirns zu beziehen. EEGs messen aber nur verschiedene elektrische Ströme des Gehirns, was sich auf körperliche Funktionen beschränkt und mit den nicht-materiellen Anteilen (Seele, Bewusstsein) nichts zu tun hat. Beim Bewusstsein scheint es sich eher um ein energetisches Feldphänomen zu handeln, das sich mit den biologischen Strukturen des Gehirns austauscht. EEGs können bestenfalls Anhaltspunkte für das Bewusstsein liefern.

Bestimmte Hirnwellenmuster gehen häufig mit bestimmten Aktivitätszuständen (z.B. Schlaf oder Wachheit) des Gehirns einher. Folgende Hirnwellenmuster werden unterschieden und bestimmten Aktivitäten oder Zuständen des Gehirns zugeordnet:

0–4 Hertz:	Deltawellen: tiefer traumloser Schlaf, Trance, Hypnose.
4–8 Hertz:	Thetawellen: Meditation, Traum, Phantasie, bildhafte Vorstellung, Inspiration.
8–13 Hertz:	Alphawellen: entspannter Wachzustand, ruhiges Denken.
13–30 Hertz:	Betawellen: wacher, alarmbereiter Zustand, logische Verarbeitung von Daten, nach außen gerichtetes Bewusstsein, Unruhegefühl, plötzliche Angst.

Alpha- und Thetawellen im EEG geben Hinweise auf Bewusstseinszustände im Grenzbereich von Wachsein und Schlafen. Unbewusste Informationen können auftauchen, und das Bewusstsein insgesamt kann für unbewusste Informationen durchlässiger werden. Man kann sich z.B. vorstellen, dass in diesem Zustand Erinnerungen aus der frühen Kindheit auftauchen oder dass geniale Entdeckungen gemacht werden. Einstein soll in diesem Zustand seine Formel für die Relativitätstheorie gefunden haben.

Binaurikulare Schwingungen

Das Phänomen der Gleichschaltung beider Gehirnhälften wurde vor 30 Jahren erstmals bei Meditierenden (TM) nach langer Übung beobachtet. Weil diese Gleichschaltung seelisch-körperlich segensreiche Auswirkungen hat, wurde danach gesucht, wie man sie gezielt erreichen und als Therapie einsetzen kann. Dies gelang auf technischem Wege, mit Hilfe des Phänomens der so genannten binaurikularen (*auricula* = lat. Öhrchen) Schwingungen. Diese Schwingungen wurden 1839 von dem deutschen Physiker Heinrich Wilhelm Dove entdeckt.

Wichtig ist zunächst zu wissen, dass sich akustische Signale, z.B. Töne, vor allem in der Luft in Wellen ausbreiten, die Schallwellen genannt werden. Schallwellen lassen sich in Kurven darstellen, die wie Wellen auf- und abschwingen. Große Wellenlängen stammen von tieferen Tönen, kleine von höheren Tönen. Leise Töne haben einen kleinen Wellenausschlag, laute einen großen. Meist wird die Tonhöhe durch die Frequenz angegeben, die sagt, wie oft der gleiche Schalldruck pro Sekunde an einer Stelle des Schallfeldes wiederkehrt. Die Frequenz wird in Herz (Hz) gemessen.

Was versteht man nun unter binaurikularen Schwingungen? Zwei Töne fast gleicher Schwingungen werden dem rechten und linken Ohr getrennt geboten, z.B. ein 100-Hz-Ton auf der einen Seite und ein 110-Hz-Ton auf der anderen Seite. Das Gehirn entdeckt dabei den Unterschied in der Herzzahl (10 Hz) und nimmt in der Mitte einen dritten Ton war, die binaurikulare Schwingung von 10 Hz. Empfunden wird dies wie ein fließender Rhythmus, der vermeintlich im Kopf selbst entsteht. Unter 30 Hz sind die Schwingungen gut wahrzunehmen.

Erstaunlicherweise sind binaurikulare Schwingungen in der Lage, die Hirnwellenaktivität, also, ob z. B. Betawellen oder Alphawellen vorherrschen, zu beeinflussen. Binaurikulare Schwingungen können stimulierend auf verschiedene Hirnzellen wirken, besonders wenn sie mit Musik, Atemübungen oder Visualisierungen kombiniert werden. Messbar und darstellbar ist dies im EEG-Muster. Die jeweils wahrgenommenen binaurikularen Schwingungen regen das Gehirn an, ebenfalls in dieser Frequenz zu schwingen, in Resonanz zu gehen. Binaurikulare Schwingungen im Bereich von 1–4 Hz (Deltawellen) und 4–8 Hz (Thetawellen) wirken besonders entspannend und führen zu meditativen Zuständen. Solche binaurikularen Schwingungen sind bereits erfolgreich zur Begleitbehandlung Suchtkranker eingesetzt worden. Binaurikulare Schwingungen zwischen 16 und 24 Hz, also Betarhythmus, führen besonders zu besseren konzentrativen Leistungen und fördern das Gedächtnis. Sie eignen sich also z. B. zu Prüfungsvorbereitungen oder Tätigkeiten, die absolute Wachheit und Konzentration erfordern. Das bloße Hören der Wellen reicht aber nicht aus, da das Gehirn als Selbstschutzmechanismus gelegentlich „abschaltet". Nur wenn der Hörer sich auch entspannen möchte und sich bewusst darauf einstellt, kann die Therapie mit den binaurikularen Schwingungen wirksam sein.

Das Monroe-Institut in den USA hat viel darüber geforscht und u. a. herausgefunden, dass die binaurikularen Schwingungen das Gehirn trainieren bzw. konditionieren können. So kann man nach längerem Üben mit einer speziellen Musik, der binaurikulare Schwingungen unterlegt sind, schließlich auf einen kurzen Reiz hin bereits eine Gleichschaltung der Gehirnhälften erreichen. Kurzes Hineinhören in eine CD kann dann genauso effektiv sein, wie das Anhören der ganzen CD. Deshalb bieten wir auf unserer CD eine lange, eine mittellange und schließlich eine kurze Version an.

Gleichschaltung des Gehirns bedeutet weg von zu strenger Einseitigkeit, die Krankheit hervorrufen kann, und hin zu Harmonie, Ausgewogenheit, Gleichgewicht und Gleich-Klang. Die Harmonisierung von Psyche und Körperfunktionen kann zu Gelassenheit (Loslassen) und körperlicher Gesundung führen. Kombiniert man dieses Prinzip mit speziellen Visualisierungsübungen, kann man bestimmte Krankheiten gezielt behandeln, wie das auf beiliegender CD angestrebt wird.

Musiktherapie in der Augenheilkunde

Das Konzept der beiliegenden CD fußt auf Ergebnissen gründlicher internationaler klinischer Forschung und eigenen Erfahrungen und wissenschaftlichen Ergebnissen. Die CD hat vier Komponenten:

- Harmonische Musik im Pulsrhythmus, d.h. 60 Schläge pro Minute
- Texte zur Atmung
- Texte zur Entspannung
- Visualisierungsübungen (gedankliche bildhafte Vorstellungsübungen)

Zusätzlich wurden der Musik und den Texten kaum wahrnehmbare binaurikulare Schwingungen untergelegt. Am Anfang, wenn man erst langsam in die Entspannung geführt wird, wurden mehr Alpha-binaurikulare Schwingungen beigemischt, später auch solche, die das Gehirn anregen, vermehrt Theta- und Deltawellen zu produzieren, um damit tiefere Bewusstseinszustände zu ermöglichen. Diese bedeuten tiefe geistig-körperliche Entspannung.

Die Gesamtkomposition hat eine wissenschaftlich beweisbare Wirkung auf den Augeninnendruck, aber auch auf Blutdruck, Pulsfrequenz, Muskelspannung, Hautwiderstand und Hirnwellenmuster. Die Beeinflussung der psychischen Befindlichkeit ist ein weiterer Aspekt. In unseren Untersuchungen haben wir die Hirnwellen im EEG gemessen, die seelische Befindlichkeit ermittelten wir mit einem Fragebogentest. Bei der Musiktherapie kommt es nachweislich zur Harmonisierung von Körper, Seele und Geist. Das Bewusstsein für Klänge und bestimmte bildliche Vorstellungen, die wiederum innere Prozesse in Gang setzen, wird gefördert. Die kreativen Bilder verbessern dann die Funktionen im Augeninneren.

Texte und Musik der CD versuchen, Augenkranke mit ihrem Organ Auge in Kontakt zu bringen, damit sie spüren lernen, dieses auch wahrzunehmen. Die CD soll harmonisieren und die inneren Funktionen der Augen ins Gleichgewicht bringen.

In unseren Studien fanden wir, dass sich bei den Patienten der Augeninnendruck deutlich änderte; er sank durchschnittlich um 5 mm Hg. Während des Hörens der CD steigt die Temperatur des Auges an. Dies entspricht einer stärkeren Durchblutung des vorderen Augenabschnittes. Bei einigen Patienten ergab die Durchblutungsmessung am Sehnerv, dass überraschenderweise ebenfalls eine Verbesserung zu messen war.

Weitere Messungen zeigten eine leichte Herabsetzung des Herzschlages und einen Anstieg des Hautwiderstandes: Beides signalisiert deutlich Entspannung. Das gleiche merkte man an den Wellen im EEG.

Alle Patienten gaben im Test zur subjektiven Befindlichkeit an, dass sie sich deutlich wohler und gesünder fühlten, und zwar sowohl während der Sitzung als auch nach den zehn Versuchstagen und weiterhin. Es gab auch Hinweise auf eine Besserung von Sehschärfe und Gesichtsfeld. Zusammenfassend kann man also sagen, dass wir erfolgreich Patienten mit Augenproblemen über das Hören therapieren.

! Das Wichtigste in Kürze:

Musik ist eine geeignete Begleittherapie zur Senkung des Augeninnendruckes und zur Reduzierung von körperlich-seelischen Spannungen. In unserer Arbeitsgruppe verwendeten wir rezeptive Musiktherapie, bei der die Musik ausschließlich angehört wird. Das Hören von Musik mit Begleittexten und Vorstellungsübungen hilft dabei, Spannungen zu lösen.

Die beiliegende CD wurde speziell zur Behandlung von Augenkrankheiten (besonders Glaukom) entwickelt. Die Musik beruhigt, die Vorstellungsübungen senken den Augeninnendruck und führen zu einer besseren Durchblutung des Auges. Der Stresspegel sinkt, die seelische Befindlichkeit bessert sich.

Das Leben eines Menschen
wird duch seine Gedanken bestimmt.

(Marc Aurel)

Anleitung zum Hören der CD

Bevor Sie die CD anhören, sollten Sie sich an einen ruhigen Ort begeben, Telefon und Klingel abstellen, einen gemütlichen Sitz- oder Liegeplatz suchen und zur Ruhe kommen.

Lassen Sie bei jedem Musikabschnitt zu, dass Ihr Körper mit den Texten und der Musik in Resonanz geht. Spüren Sie, wie jede aufeinander folgende Stimmung Sie verändert, fühlen Sie die Wärme der Musik und der Stimmen und Worte, die Sie umgeben, und verlassen Sie sich auf die heilenden Bildübungen.

Gestatten Sie der Musik, den Kopf von negativen Gedanken zu reinigen, und gestatten Sie Ihrem Herzen, dem ganzen Körper und dem Geist, Ihren Gedanken und Gefühlen zuzuhören. Nehmen Sie an den aktiven Vorstellungsübungen teil, während die Musik und die emotionalen Texte Ihren Zustand formen und verändern. Versuchen Sie, heilende geistige Bilder zu erzeugen und sich der Musik zu bedienen.

Beim entspannten Anhören kann das Herz sich mit dem umfassenden Bewusstsein verbinden. Geben Sie dem Körper die Möglichkeit, durch Muskel- und Atemtechnik zu entspannen, während Sie auf Ihre inneren Botschaften hören.

Visualisierungen

Visualisieren hat mit Sehen zu tun, aber mit „innerem Sehen“. Machen Sie einmal die Augen zu und stellen Sie sich eine schöne halbierte gelbe Zitrone vor. Sie nehmen in Ihrer Vorstellung diese Zitrone in die Hand, riechen daran, beißen hinein und vielleicht spüren Sie, wie sich der Speichel im Mund vermehrt.

Das ist eine Visualisierungsübung, die zeigt, wie innere Bilder körperliche Reaktionen hervorrufen können. Die Kraft solcher inneren Bilder ist in ihrer Bedeutung nicht zu unterschätzen. Innere Bilder rufen körperliche Antworten hervor, wirken aber auch stark auf das Unterbewusstsein, welches seinerseits dann körperliche Reaktionen hervorrufen oder verstärken kann.

Wir haben in unseren Entspannungsübungen für Glaukompatienten gezielt solche Visualisierungen eingebaut. Wir konnten schon vor über 20 Jahren, als wir mit Autogenem Training arbeiteten, feststellen, dass die speziellen Visualisierungsübungen zur Senkung des Augeninnendruckes hilfreich waren. Deshalb enthält auch unser jetziges musikmedizinisches Übungsprogramm im Wesentlichen solche Visualisierungsübungen.

Es ist zuvor ganz wichtig, sich mit dem anatomischen Aufbau des Auges aus dem ersten Teil dieses Buches vertraut zu machen und sich die Abbildungen sehr gut einzuprägen. Man sollte diese mühelos vor sein inneres geistiges Auge holen können und sozusagen innerlich sehen. Man sollte sich vorstellen können:

- Wie und wo wird das Kammerwasser produziert?
- Wo fließt es hin?

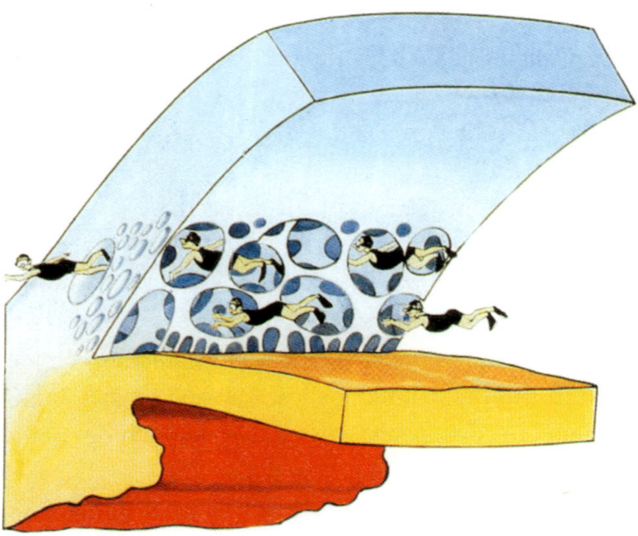

- Wie kann ich in diesem Kammerwasser mitfließen zur vorderen Augenkammer? Hilfreich ist vielleicht die Abbildung mit den kleinen Schwimmern im Schwammwerk des Kammerwinkels.
- Wie ist es, wenn ich mitten in meinem Auge stehe und nach vorn in die Welt blicke? Was sehe ich, was empfinde ich dabei?
- Was sehe ich, wenn ich mich umdrehe und auf die Sehnervenscheibe blicke?
- Wie sieht vor meinem inneren Auge der Weg „durch eine wunderschöne Landschaft“ aus?

Sie sollten wissen, dass diese inneren Vorstellungen Ihre ganz eigenen Bilder sind, also ein Teil von Ihnen selbst.

Die Fähigkeit zum Visualisieren ist bei den einzelnen Menschen sehr unterschiedlich ausgeprägt. Es ist sozusagen eine Begabung, die man hat oder nicht hat, die man allerdings auch schulen kann. Gutes Visualisieren soll damit zusammenhängen, wie gut man die rechte Gehirnhälfte aktivieren kann. Aber auch wenn man nicht so besonders gut innerlich sehen kann, wirken die Texte auf das Unterbewusstsein und entfalten dort ihre Wirkung. Machen Sie sich also keinen zusätzlichen Stress, wenn Sie nicht so gut visualisieren können. Die Therapie ist auch so wirksam.

Beim Anhören der CD ist es wichtig, dass Sie keine Erwartungen haben, besonders an Ihre Leistung. Diese hemmen Ihre Entwicklung. Es ist wichtig, ein Ziel zu haben, aber hängen Sie keine Erwartung daran. Im Zen-Buddhismus heißt es: „Erfüllt von Erwartungen sind wir leer. Frei von Erwartungen sind wir reich.“

Erwartungen blockieren die Entwicklung und begrenzen den Horizont. Gestatten Sie Ihrem inneren Selbst, mit der Musik zu schweben und sich von ihr einhüllen zu lassen, ohne zu erwarten, wie Ihre Vorstellung, Gefühle und das Ergebnis sein sollten. Setzen Sie sich nicht unter Erfolgsdruck!

Die einzelnen Abschnitte der CD

Anspannung und Entspannung

Bei der Übung Anspannung und Entspannung geht es darum, dass Sie loslassen, erst auf körperlicher und anschließend auf geistiger Ebene. So verringern Sie Stress.

Dieses Anspannen und Entspannen fordert Sie auf, alle Gedanken, Gefühle, Sorgen, Befürchtungen, Ängste, Anspannungen und Kümmernisse loszulassen. Loslassen bedeutet in diesem Sinne, an einer Sache beteiligt zu sein, ohne an ihr verhaftet zu sein. Wenn Sie loslassen können, werden allmählich die negativen, selbstzerstörerischen Gedankenmuster durchschaut, und Sie können sie gehen lassen. Solche Gedankenmuster haben immer mit übertriebenen Erwartungen an sich selbst und an andere, mit Perfektionismus und mit ungesunden Gewohnheiten zu tun. Geben Sie die ständige Kontrolle über sich selbst und vor allem auch über andere auf.

Wenn Sie dann wirklich loslassen können, wird alles *gleichgültig*, d. h. *gleichwertig*. Sie haben die Chance, ins *Gleichgewicht* (Ausgewogenheit zwischen rechter und linker Gehirnhälfte) zu kommen.

Wissenschaftliche Studien haben reichlich bewiesen, dass Entspannungstechniken verschiedener Art wichtig sind, um das Immunsystem des Körpers zu stärken, Selbstvertrauen zu steigern, die Konzentration zu verbessern, Spontaneität zu bewirken und Kreativität zu fördern. Regelmäßiges Üben ist allerdings erforderlich. Erst dann reduzieren sich Angst, Anspannung, Panik, Aggression und Wut, d. h. insgesamt Stress.

Da Anspannung und Schmerz auf das Engste miteinander verbunden sind, vermag beruhigende Musik auch den Schmerzkreislauf kurzzuschließen (im Sinne eines „akustischen Betäubungsmittels“) und somit den Schmerz zu reduzieren.

Atemübungen

Menschen unter Stress oder in Angst haben einen schnellen Atemrhythmus, atmen aber nur flach, ohne die Lungen zu füllen. In Panik „stockt" einem der Atem sogar. Gestörte Atmung ist also ein Zeichen dafür, dass jemand seinen Rhythmus und seine Ruhe verloren hat. In der Entspannung dagegen wird die Atmung tief und ruhig.

Der Atem ist die Grundlage fast aller Entspannungstechniken. Er fördert die Entspannung. Den Weg des Atems zu verfolgen heißt, den „Königsweg" gehen. Der bewusste Umgang mit Atem in Kombination mit Musik eröffnet Wege zu tiefer Selbsterfahrung und Heilung. Atmen kommt von *atman*, das ist das indische Wort für Hauch, Seele oder Selbst. Atemtherapie war schon in den alten Hochkulturen bekannt und ist heute noch ein wichtiger Bestandteil der östlichen Traditionen und meditativen Techniken. Durch die Atmung kann Unbewusstes mit Bewusstem verbunden werden.

Atmen bewirkt einen Transformationsprozess, der sich wachstumsfördernd und stärkend auf die gesamte Persönlichkeit auswirkt. Wenn man, wie in der CD aufgefordert, Musik „einatmen" soll oder durch „die Augen atmen" soll, so gilt es sich vorzustellen, wie die Melodie bei jedem Einatmen durch den Körper eintritt und durch die Organe fließt. Bei dieser Übung sollen die Augen spürbar und erfahrbar werden, indem der Atem in Gedanken zu den Augen geleitet wird, die Augen durchströmt und damit bildhaft Energie dorthin bringt.

Bei jedem Ausatmen kann man dann negative Gedanken, Sorgen, Anspannung und Stress aus dem Körper wieder bewusst entweichen lassen. Man erfährt, wie der Körper gereinigt, harmonisiert und stimuliert wird. Man kann spüren, wie die Musik in den Körper eintritt und Musik und Atem von allem Ungesunden, Negativen und Unerwünschten befreien.

Ruhe und Gelassenheit

Die Musik und die Texte wollen auch helfen, innere Ruhe zu finden. Ruhe heißt Gedanken Einhalt gebieten, sie unterbrechen, minimieren oder auslöschen, d.h. vom seelischen Hintergrundrauschen loslassen, insbesondere von zwanghaften, sich wiederholenden Ängsten und Sorgen. In der Regel sind es negative, selbstvernichtende, angstmachende, irrationale Selbstaussagen oder lästige geistige Mitteilungen, die die innere Ruhe stören.

Die Forschung zeigt, dass solche Gedanken mit entsprechenden Gefühlen verbunden sind, so dass eine Technik, die diesen Gedanken Einhalt gebietet, ein nützlicher Verbündeter bei der Reduzierung von Stress und negativen Gefühlen sein kann. An die Stelle der negativen Gedanken sollen positive Assoziationen treten. Ruhe in unserer Textaufforderung heißt, unruhige Gedanken vorbeiziehen zu lassen.

Wenn sich Gedanken dazwischen drängen – und das tun sie immer – sollte man sich erlauben loszulassen, in der eigenen Zeit und dem eigenen Inneren gemäß. Dann sollen Sie wieder zum Fluss der Musik zurückkehren. Allmählich, nach längerem Üben, fängt man wirklich an zu „fließen“, wird sensibilisiert für die Stimmung dessen, was erfahrbar ist, kann eins damit werden, sich integrieren und das Ereignis des Augenblicks erleben. Es gilt, eins zu werden mit Text und Musik.

Dazu gehört natürlich, die Kontrolle aufzugeben, sich allen Bildern der Musik und des Textes hinzugeben, sich einzulassen und ihnen mit einem inneren Lächeln zu begegnen.

Musik ist ein Hilfsmittel für das Mitfließen mit den Veränderungen des Lebens und dem Wachstum, so kann sie zum Verständnis verschiedenster Lebensprobleme führen.

Sie hilft, eine positive und bessere Haltung zu bewahren, nachhaltige Ängste und überwältigende Besorgnis fernzuhalten. Sie ermöglicht persönliches Wachstum und verankert im „Hier und Jetzt“. Sie fördert die Konzentration auf den sich fortentwickelnden Lebensweg. Getragen sein vom Sein.

Musikrhythmus

Als Hintergrundmusik der CD wurden harmonische Klangfolgen im Herzschlagrhythmus gewählt. Die Klänge wurden meist elektronisch erzeugt und mit natürlichen Instrumenten wie Flöte und Klarinette kombiniert. An manchen Stellen werden klassische Werke und Naturgeräusche eingeflochten.

Der Rhythmus der Musik wirkt sich auf die Wahrnehmung aus:

1. Er schafft Ordnung.
2. Er hilft bei der Konzentration.
3. Er vermittelt ein Gefühl des Gleichgewichts.
4. Er wirkt stimulierend und beruhigend gleichzeitig.
5. Er findet Resonanz im Körper.
6. Mit Hilfe einer harmonischen Frequenz von 60 Schlägen pro Minute, die der Musik zugrunde liegt, harmonisiert der Rhythmus das Herz und aktiviert den Puls auf diesen Rhythmus hin (unter Stress schlägt der Puls schneller als 60 mal pro Minute).

Naturklänge

Die eingestreuten Naturklänge haben eine eigene Bedeutung. Alles in der Natur hat seinen ureigenen spezifischen Klang. Die Wellen des Ozeans, ein Zeichen unendlicher und ewiger Kraft und Macht, haben ihre eigene unnachahmliche Melodie, wenn sie tosen oder an den stillen Stränden ausklingen. Die Vögel sind fähig, durch Klangregenbogen aus der stillen Umgebung ein Konzert herauszukomponieren. Der Wind entlockt der Natur verblüffende Klangvielfalt.

Diese Klänge erwirken im Menschen Emotionen, Erinnerungen, Erfahrungen. Jeder geht in Resonanz mit dieser ganz eigenen Klangwelt und mit dem eigenen Inneren. Vielleicht spüren Sie bei den Klängen auch Unsicherheit. Das kann ein Zeichen von Angst sein, dem eigenen Rhythmus zu folgen und ein Hinweis, dass Sie noch immer vorziehen, sich den äußeren Vorgaben anzupassen.

Wasser

In der Traumdeutung hat man erkannt, dass Wasser als Symbol stellvertretend für das Unterbewusstsein steht. Wasser steht auch für Harmonie:

Wasser ist Harmonie.
Der Regen küßt die Bäche.
Die Bäche fließen in die Flüsse.
Flüsse folgen ihrem Weg in Seen und Ozeane.
Ihr Tanz wird zu Regen.
Indem es einfach ist, wird Wasser zu sich selbst.
(Laotse zugeschrieben)

Wir haben in unserem Text Wasserelemente und Fließübungen mit eingebaut, weil sie zum einen direkt mit dem Krankheitsbild Glaukom assoziiert sind und weil sie sehr stark das Unbewusste ansprechen. Das Bild von Flüssen, die zu ihrem Bestimmungsort fließen, kann Ängste reduzieren. Die Musik unterstützt mit Wassergeräuschen, sich auf sein Unterbewusstsein einzulassen. Es gilt bei den „Fließübungen", sich von allen Sorgen und Ängsten, gerade bezüglich der Augenerkrankung, zu befreien, loszulassen, losgelöst zu schweben, im völligen Wohlbefinden und im Gefühl des Getragenseins vom Wasser und von den Melodien.

Beim Anhören der CD können allerdings auch Probleme auftauchen, die hier nur angedeutet werden sollen. So könnte z.B. eine deutlich spürbare innere Abwehr gegen Texte und Musik auftauchen.

Manchen Augenpatienten wird der Inhalt der CD, die Musik und die Texte eventuell nicht liegen und wenig gefallen. Sie spüren, dass da in ihrem Unterbewusstsein etwas angeregt wird, das Sie lieber dort lassen möchten. Sie fühlen sich beim Anhören vielleicht unangenehm berührt und wehren innerlich ab. Genaugenommen sind Sie dann ganz besonders betroffen, ja zutiefst getroffen, denn hier wird Ihr Ego mit seinen verdrängten Anteilen konfrontiert. Hier haben Sie ein echtes Problem mit den Botschaften, die die Texte vermitteln wollen. Wer also bei den Texten der CD Ablehnung in sich aufwallen spürt, ist besonders aufgerufen, in sich zu gehen.

Eine andere Gruppe von Menschen wird die CD ganz anders hören und empfinden. Sie sind angetan von Inhalt und Musik und glauben nun, ihr Augenproblem sei einfach lösbar und leicht wegzutherapieren. Davor muss allerdings auch gewarnt werden. Unsere guten wissenschaftlichen Ergebnisse dürfen nicht darüber hinwegtäuschen, dass die Augensymptome nicht einfach „weggeträumt" werden können. Die Symptome fordern noch immer auf, an sich selbst zu arbeiten. Verdrängen und in das Unterbewusstsein abschieben ist eine bewährte Methode, die von allen Menschen mehr oder weniger erfolgreich ein Leben lang praktiziert wird. Die CD könnte unter Umständen solche Tendenzen fördern. Nur Hinhören und Heilung erwarten, ohne an sich arbeiten zu müssen, ist aber eine Illusion.

Auf dieser Wirklichkeitsebene spielt sich die klassische Schulmedizin ab. Man konsumiert etwas (Tablette, Spritze, CD) und setzt alle Erwartungen darauf, dass die Symptome vergehen. Das kann durchaus gut gelingen, löst aber die eigentlichen Probleme nicht, da Heilung nur von Innen kommen kann, nicht aus dem Medikamentenschrank oder dem CD-Spieler. Man kann also die CD auf dieser Ebene durchaus erfolgreich anwenden, sie wird auf alle Fälle z. B. den Augeninnendruck senken. Es soll jedoch betont werden, dass dies nicht mit Heilung gleichzusetzen ist.

Da auf unserer CD insbesondere eine Druckkrankheit angesprochen wird, sowie eine Verengung der Gefäße, ruft sie natürlich auf, Fragen nach dem eigenen inneren Druck im Leben zu stellen und die eigene Unterdrückung und Enge des Bewusstseins zu erkennen. Erst wenn man gewillt ist, sich mit seinen Symptomen und deren Informationsgehalt auseinanderzusetzen, wenn man die Machenschaften des eigenen Ich und das Leiden daran durchschaut, dann ist jene Therapieebene erreicht, die die CD anregen und unterstützen soll.

Teil IV: Zusätzliche Informationen für Interessierte

Kapitel 1: Krankheitsentstehung und -verlauf

Worum es in diesem Kapitel geht:

- Ursache-Wirkungsprinzip der Krankheitsentstehung
- Mechanische Theorie des Glaukoms
- Vaskuläre Theorie des Glaukoms
- Genetische Theorie des Glaukoms
- Glaukom und Begleiterkrankungen
- **Das Wichtigste in Kürze**

Um eine Krankheit heilen oder auch nur behandeln zu können, muss man die Ursachen und Abläufe des Krankheitsgeschehens erkennen und verstehen. Vom Ursache-Wirkungsprinzip ausgehend forscht man also nach den Ursachen einer Krankheit und bemüht sich, die Folgen zu erklären. Am Beispiel des Glaukoms zeigt sich, dass starre Konzepte keinen Sinn haben. In den letzten Jahren mussten die Ideen von Entstehung und Verlauf des Grünen Stars ständig neu erarbeitet und überdacht werden; denn eine alleinige Ursache gibt es nicht. Krankheit ist eben immer ein „multifaktorielles“, also von zahlreichen Faktoren bestimmtes, Geschehen mit Störungen im gesamten leib-seelischen Gefüge. Einige der erforschten Faktoren werden im Folgenden aufgeführt.

Mechanische Theorie des Glaukoms

Die mechanische Theorie basiert im Wesentlichen auf der Annahme, dass der Augeninnendruck Hauptverursacher der Schäden ist. Man geht davon aus, dass der erhöhte Druck mechanische, druckabhängige Schäden am Gewebe der Netzhaut (Ganglienzellen) und des Sehnervs hervorruft. Wie kommt es aber zu einer Erhöhung des Augeninnendruckes?

Wir wissen eines sicher: Die Erhöhung des Augeninnendruckes wird nicht durch eine vermehrte Produktion von Kammerwasser, sondern durch einen gestörten Abfluss verursacht.

Die Produktion der Kammerwassermenge unterscheidet sich bei Glaukomaugen nicht von gesunden Augen. Das heißt z.B., dass sie nachts grundsätzlich reduziert ist und im Laufe des Tages stark schwanken kann.

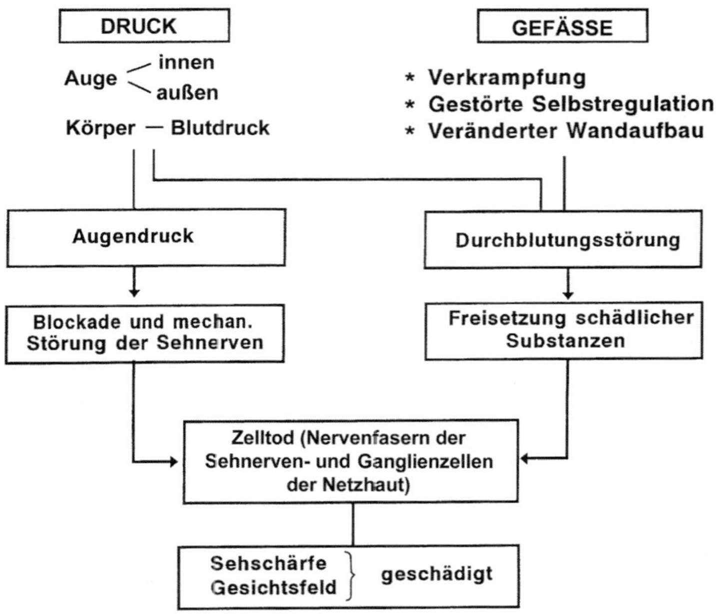

Schematische Darstellung der Schädigungsfaktoren beim Glaukom.
Früher wurde nur der erhöhte Augeninnendruck für die Folgeschäden verantwortlich gemacht. Er schädigt rein mechanisch durch Druck die hochempfindlichen Sehnervenfasern. Auch heute noch hat der Augeninnendruck große Bedeutung für das Glaukomgeschehen. Durchblutungsfaktoren im Auge wie auch im übrigen Körper bestimmen aber den Krankheitsverlauf ganz erheblich mit.

Auch der gesunde Augeninnendruck unterliegt tageszeitabhängigen Schwankungen. Bei Glaukomaugen ist der normale Tagesgang des Innendruckes oft gestört, weshalb eine einmalige Druckmessung zur Diagnosestellung nicht ausreichend ist. Wichtig sind auch die Druckwerte in den frühen Morgenstunden. Da entsprechende Messungen aber nur in der Klinik durchführbar sind, werden Patienten 24 Stunden oder länger stationär aufgenommen, damit er Augendruck tagsüber und nachts (um 24:00 Uhr, 3:00 Uhr, 6:00 Uhr) gemessen werden kann.

Vaskuläre Theorie des Glaukoms

Bei der vaskulären Theorie geht man davon aus, dass die Glaukomkrankheit von Durchblutungsstörungen in den Augengefäßen verursacht wird. Der Begriff vaskulär wird vom lateinischen Wort vas = Gefäß abgeleitet. Man hat beobachtet, dass es Patienten gibt, die bei erhöhtem Augeninnendruck keinen Glaukomschaden aufweisen („okuläre Hypertension"). Andererseits gibt es aber Patienten, die bei normalem Augendruck typische Glaukomschäden entwickeln und sogar erblinden (Normaldruckglaukom). Man folgerte aus diesen Beobachtungen, dass die unterschiedliche Druckempfindlichkeit des Sehnervs verantwortlich sein muss. Wovon wird diese aber beeinflusst?

Offensichtlich – und das beweisen die modernen Untersuchungsmethoden – von der Durchblutung des Auges. Und was spielt dabei wiederum eine Rolle?

Eine einfache Beobachtung zeigt die interessanten Zusammenhänge zwischen Durchblutung des Körpers und des Auges. Prof. Flammer (Basel) und seine Mitarbeiter konnten zeigen, dass viele Patienten mit Normaldruckglaukom beim Eintauchen ihrer Hand in kaltes Wasser eine deutliche Verschlechterung der Sehnervendurchblutung hatten (der Test wird „ocular cold-pressure-Test" genannt). Sie konnten auch feststellen, dass bei Glaukompatienten die hinter dem Auge gelegenen (vom vegetativen Nervensystem gesteuerten) Arterien eine Durchblutungsstörung aufweisen. Sogar bei Patienten mit Glaukomverdacht zeigten sich gleichartige Befunde. Eine primäre Durchblutungsstörung scheint also zum Glaukom zu gehören. Des Weiteren konnte man feststellen, dass Patienten mit bestimmten Allgemeinerkrankungen, z.B. Diabetes oder Herz-Kreislauf-Erkrankungen, eher Glaukomschäden entwickeln als Gesunde.

Aus der Summe verschiedener Einflussfaktoren auf die Durchblutung im Auge seien folgende genannt:

- Allgemeine Durchblutungsstörungen (z.B. hoher oder zu niedriger Blutdruck, Diabetes, Arteriosklerose etc.).
- Durchblutungsstörungen im Auge (z.B. bei primärer vaskulärer Dysregulation).
- Altersbedingte Abnahme der Dichte der Haargefäße (Kapillaren).

Alle drei oben genannten Faktoren führen dazu, dass das Auge nicht bedarfsgerecht durchblutet wird.

Studien zeigten, dass bei Glaukompatienten das gesamte harmonische Gleichgewicht von Blutfluss, Sauerstofftransport und Sauerstoffverbrauch der Netzhaut gestört ist. Der Sauerstoffbedarf und das Angebot stehen in keinem gesunden Verhältnis mehr, so dass es zu einem chronischen Sauerstoffmangel der Netzhaut kommt. In der Folge werden die Netzhautzellen und ihre Fortsätze, die den Sehnerv bilden, zerstört. Sichtbar ist dies später an der Sehnervenaushöhlung, dem Gesichtsfeldausfall und der Sehverschlechterung (→ Abb. 16 a–d und 17 a–d weiter oben).

Genetische Theorie des Glaukoms

Der Grüne Star kommt familiär gehäuft vor. Es liegt dabei ein komplizierter Vererbungsmodus vor. Für das einfache Glaukom des Erwachsenen liegt der Vererbungsmodus auf Chromosom 3, für das Normaldruckglaukom auf Chromosom 2 und für das Pigmentglaukom auf Chromosom 7.

Die Veranlagung zu bestimmten Krankheiten kann man mittlerweile mithilfe von Gentests bestimmen. In der Regel finden die Spezialisten dann ein verändertes oder geschädigtes Gen. In den nächsten Jahren werden diese Gentests besonders wichtig: Bei einer getesteten Veranlagung können dann schon vor Entstehen der Glaukomkrankheit besonders sorgfältig und regelmäßig Kontrollen durchgeführt werden. Zukunftsmusik ist eine frühzeitige Gentherapie.

Ist ein Gendefekt in der Familie bekannt, besteht bei den übrigen Mitgliedern ein erhöhtes Glaukomrisiko. Solche Risikopatienten sollten möglichst früh erfasst und besonders gründlich und regelmäßig kontrolliert werden. Studien fanden, dass ein Mensch im Vergleich zur Normalbevölkerung ein etwa achtfach erhöhtes Glaukomrisiko hat, wenn in der Verwandtschaft ersten Grades ein Glaukom aufgetreten ist.

Das juvenile Offenwinkelglaukom kann über das TIGR-Gen (trabecular meshwork inducible glucocorticoid response-Gen) identifiziert werden. Mehrere Mutationen an diesem Gen sind mit dem Auftreten eines Glaukoms assoziiert und werden für 3 bis 5% der chronischen Offenwinkelglaukome verantwortlich gemacht. Einige dieser Mutationen scheinen mit der Schwere der Erkrankung assoziiert zu sein und sind demzufolge nützliche Marker.

! Das Wichtigste in Kürze:

Zum Krankheitsgeschehen des Glaukoms gehören verschiedene Faktoren. Besonders der Augeninnendruck und die Durchblutung des Auges sowie die Empfindlichkeit des Sehnervs spielen eine wesentliche Rolle. Erst in den letzten Jahren wird zunehmend auch die Bedeutung von Allgemeinerkrankungen erkannt, die ganz entscheidend für den Verlauf des Glaukoms sind. Dazu gehören z.B. Koronare Herzkrankheit (KHK), Hyper- und Hypotonie (zu hoher bzw. zu niedriger Blutdruck), Diabetes, Gefäßverschlüsse, Krebserkrankungen, unzureichende Ernährung, Missbrauch von Genussgiften (Alkohol, Rauchen), aber auch Stress.

Kapitel 2: Die Gefäßversorgung des Auges

Worum es in diesem Kapitel geht:

- Ein kompliziertes Netz aus Blutgefäßen
- Durchblutung des Sehnervenkopfes
- Durchblutung der Netzhaut
- **Das Wichtigste in Kürze**

Das Auge wird von einem komplizierten Netz von Blutgefäßen mit Sauerstoff und Nahrung versorgt. Die Gefäße des vorderen Augenabschnittes haben eine andere Regelung als die des hinteren Abschnittes. Im vorderen Augenabschnitt gibt es in der Lederhaut zahlreiche Blutgefäßverbindungen, die sowohl die Wärme des Auges, als auch den Gefäßdruck der äußeren Augenteile regeln. Der Druck in diesen Gefäßen hat aber eine Bedeutung für den Kammerwasserabfluss: Ein zu hoher Druck kann ihn behindern.

Im hinteren Augenabschnitt gibt es ein anderes, ein „duales System" der Blutversorgung. Die Netzhautgefäße versorgen die inneren (d. h. zum Glaskörperraum hin) liegenden Schichten der Netzhaut. Die Aderhautgefäße dagegen versorgen die äußeren Netzhautschichten, aber auch die Iris und den Ziliarkörper, der das Kammerwasser bildet.

Die Durchblutung des Sehnervenkopfes hat eine eigene Besonderheit: Die Netzhautgefäße sind normalerweise in der Lage, die Durchblutung auch bei hohem Augeninnendruck und bei Abfall des allgemeinen Blutdruckes ganz eigenständig zu regulieren. Diesen Mechanismus nennt man Autoregulation. Durch die Autoregulation werden also Netzhaut und Sehnerv auch in dramatischen Situationen des Körpers geschützt. Bei Glaukompatienten ist die Autoregulation sehr häufig gestört und trägt zu

Sehnervenschäden und somit Gesichtsfeldausfällen bei (da genügen z.B. stärkere Blutdruckschwankungen, um Schäden hervorzurufen).

Die Durchblutung des äußeren Auges, des vorderen Augenabschnittes und der Aderhaut wird vom vegetativen Nervensystem reguliert. Bei der Netzhaut ist das anders. Hier wird die Gefäßweite durch Stoffwechselprodukte (Hormone, Botenstoffe etc.) direkt verändert. Die Einflussmöglichkeiten von Stress auf diese Mechanismen sind besonders wichtig. Das Stresshormon Adrenalin führt zu einer Verminderung der Durchblutung in den Augenteilen, die vegetativ (unbewusst, quasi automatisch) versorgt werden. Das Stresshormon Endothelin aber führt zusätzlich zu einer Engstellung der nicht vegetativ regulierten Netzhautarterien (zumindest bei Patienten mit okulärem vasospastischem Syndrom bzw. primärer vaskulärer Dysregulation).

Wenn aber die Autoregulation, also die unabhängige Steuerung der Durchblutung im Sehnervenkopf, gestört ist, kommt es zu Sauerstoffmangel und zum Untergang von Nervenzellen der Netzhaut.

Gesichtsfeldeinengung und Sehherabsetzung sind dann die Folge. Therapiestudien zeigen allerdings, dass es durch eine Verbesserung der Situation auch wieder zu geringen Gesichtsfeldverbesserungen kommen kann. Wir konnten das auch bei unseren Entspannungsmethoden feststellen. Diese Tatsache wurde früher strikt abgelehnt. Heute erklärt man sich diese Erholung damit, dass Nervenzellen, die noch nicht abgestorben waren, sondern sich in einem verminderten Erhaltungsstoffwechsel befanden, durch die Verbesserung der Sauerstoffversorgung wieder aktiv werden.

Gesichert ist:

- Stark wechselnder Augeninnendruck ist für den Sehnerv schlechter als konstant leicht erhöhter Druck.
- Schwankende Blutdruckwerte sind schlechter als dauernd zu niedriger oder zu hoher Blutdruck.
- Störungen der Regelmechanismen der Durchblutung sind schlimmer als reine Arteriosklerose (d.h. Verengung der Arterien durch Ablagerungen und feingeweblichen Umbau).

Das Wichtigste in Kürze:

Die Durchblutung des Auges unterliegt verschiedenen komplizierten Regelmechanismen. Das vegetative oder autonome Nervensystem steuert die Durchblutung des äußeren Auges, des vorderen Augenabschnittes und der Aderhaut. Bei der Netzhaut wird die Gefäßweite durch Stoffwechselprodukte direkt verändert. Eine schlechte Durchblutung, z. B. des Sehnervs, erhöht das Erblindungsrisiko erheblich.

Kapitel 3: Weitere Untersuchungs- und Therapiemöglichkeiten

Worum es in diesem Kapitel geht:

- Senkung des Augeninnendrucks bei verschiedenen Glaukomformen
- Medikamente mit Wirkungen und Nebenwirkungen
- Operative Maßnahmen
- Diagnose und Therapie der Zukunft
- **Das Wichtigste in Kürze**

Drucksenkende Therapie bei verschiedenen Glaukomformen

Winkelblockglaukom (auch Engwinkelglaukom)

Wird bei einem Patienten ein Winkelblockglaukom diagnostiziert, muss die Therapie praktisch sofort beginnen, damit ein Anfall vermieden werden kann. Zur Erinnerung: Ein Winkelblock- oder Engwinkelglaukom liegt dann vor, wenn der Kammerwinkel im Auge zu eng ist. Unter bestimmten Bedingungen kann dies dazu führen, dass das Kammerwasser nicht abfließen kann und der Augeninnendruck dramatisch steigt und ein Glaukomanfall entsteht (→ Abb. 11).

Die Therapie des Winkelblockglaukoms erfolgt entweder medikamentös oder operativ, meistens ist beides erforderlich. Medikamentös werden Augentropfen (Pilokarpin und Carboanhydrasehemmer) eingesetzt.

Pilokarpin: Augentropfen zur Engstellung der Pupille „entblocken" den Kammerwinkel.
Carboanhydrasehemmer: Diese Substanz hemmt die Neubildung von Kammerwasser.

Kommt es zu einem Glaukomanfall, werden zusätzlich Carboanhydrasehemmer in die Armvene gespritzt (2 x 500 mg). Außerdem erhält der Patient Beruhigungs- und Schmerzmittel und wird sofort zur Operation weitergeleitet. Der Glaukomanfall ist, wie bereits erwähnt, ein hochdramatisches Ereignis und bedroht oft unwiederbringlich die Sehkraft. Es handelt sich hierbei um eine absolute Notfallsituation, die eilig operativ tätigen Augenärzten zugeleitet werden muss. Insgesamt sind Glaukomanfälle eher selten, sie erfordern jedoch sofortiges Handeln. Operativ gibt es die Irisausschneidung, Iridektomie genannt, und die Irislochbildung mit Laser, die Iridotomie (→ *Operative Maßnahmen* weiter unten).

Sekundärglaukome

Neben den Winkelblockglaukomen sind die Sekundärglaukome eine weitere, eher seltene Sonderform. Die Steigerung des Augeninnendrucks wird hier durch andere Erkrankungen am Auge (z. B. Augeninnenentzündung, Gefäßverschluss), durch Allgemeinerkrankungen (z. B. Diabetes) oder durch Medikamente (z. B. **Steroid-Glaukom**) verursacht. Auch Ablagerungen im Auge können das Schwammwerk verstopfen, das Kammerwasser fließt nicht ausreichend ab, und der Augeninnendruck steigt an. Das **Pigmentdispersionsglaukom** und das **Pseudoexfoliationsglaukom** werden durch Ablagerungen verursacht.

Steroidglaukom (Cortisonglaukom)
Die Anwendung von cortisonhaltigen Augentropfen oder Cortisontabletten kann bei entsprechend veranlagten Menschen zu einer Erhöhung des Augeninnendrucks führen. Bei 66 % der Patienten findet man eine mittelgradige Erhöhung, bei 29 % eine mittlere von 6–15 mm Hg, und bei 5 % der Patienten kann der Augeninnendruck auf 15 mm Hg über dem Grundwert ansteigen, was bedenklich ist. Die Cortisontherapie sollte

dann, wenn möglich, abgesetzt werden, oder es muss eine drucksenkende Therapie eingeleitet werden. Nach Absetzen der Cortisontherapie kann es Wochen dauern, bis sich der Augeninnendruck wieder normalisiert. Nur selten ist der Effekt irreversibel.

Pigmentdispersionsglaukom

Ob es sich beim Pigmentdispersionsglaukom um ein primäres oder sekundäres Glaukom handelt, wird noch diskutiert. Bei dieser Sonderform werden aus noch unbekannten Gründen Pigmentkörnchen aus der Iris ausgeschwemmt und verstopfen den Abfluss des Kammerwassers. Sichtbar wird dies bei der Kammerwinkelspiegelung (Gonioskopie) oder einer Spaltlampenuntersuchung der Iris (der Verlust der Pigmentkörnchen führt zu einem so genannten „Kirchenfensterphänomen"). Der Augenarzt beobachtet eventuell auch Hornhauttrübungen, Plateau-Iris, eine lockere Linse, Verwachsungen der Iris mit der Linse oder feinste Blutungen. Die Pupillen reagieren auf weitstellende Tropfen nicht richtig.

Diese Glaukomvariante kommt vor allem bei kurzsichtigen Menschen im mittleren Lebensalter vor. Therapeutisch ist sie kompliziert: Es kann zu unvorhersehbaren Drucksteigerungen kommen die, vom Patienten unbemerkt, den Sehnerv schädigen. Daher ist ein besonders niedriger Zieldruck erforderlich. Eine Lokaltherapie mit Pilocarpin-Tropfen 1–3%ig, 3 x täglich ist empfehlenswert, da durch die Engstellung der Pupille das Abflusssystem offen gehalten wird. In der Regel muss früher oder später operiert werden.

Pseudoexfoliationsglaukom (PEX)

Auch beim Pseudoexfoliationssyndrom (PEX) wird noch diskutiert, ob es sich um ein primäres oder sekundäres Glaukom handelt. Bei dieser Glaukomvariante werden im Auge kleine weiße Partikel produziert, die sich auf der Linsenvorderfläche wie eine zarte grauweiße Folie ablagern und zudem das Schwammwerk der Abflusskanälchen verstopfen. Früher glaubte man, es handele sich um eine Veränderung der Linsenvorderkapsel und hat die Operation mit Entfernung der Linse als Therapie der Wahl angesehen.

Nach neuen Erkenntnissen liegt dem PEX eine Systemerkrankung zugrunde, die sich erst im höheren Lebensalter bemerkbar macht. Die typischen Ablagerungen können z. B. auch im Herzen, der Aorta, der

Lunge, den Nieren und den Hirnhäuten vorkommen. PEX ist häufig mit Herz-Kreislauferkrankungen assoziiert. Vorsicht ist bei der Therapie mit Betablockern geboten, Prostaglandinanaloga sind sinnvoller. Zusätzlich sollen zur Ruhigstellung der Iris Pilocarpin-Tropfen eingesetzt werden. Auch beim PEX ist ein niedriger Zieldruck erforderlich. Patienten mit dieser Glaukomvariante neigen zu Druckspitzen in den frühen Morgenstunden und rapider Verschlechterung des Gesichtsfeldes. Eine 24-Stunden-Messung des Augendrucks ist sinnvoll.

PEX und Pigmentdispersionsglaukom können kombiniert als PEX-Pigmentglaukom auftreten.

Primäres Offenwinkelglaukom (POWG)

Das primäre Offenwinkelglaukom ist bei weitem die häufigste Glaukomvariante. Zu dieser Form werden gezählt:

Okuläre Hypertension (d. h. Druckerhöhung ohne Schäden)
Hier helfen Entspannungsmethoden, den Augendruck auf ein normales Niveau zu senken. Regelmäßige Kontrollen beim Augenarzt mit Druckmessung und Gesichtsfeld sind trotzdem unabdingbar. Sind Risikofaktoren vorhanden, wird man mit der Therapie (Augentropfen zur Drucksenkung) eher beginnen.

POWG *(Primäres Einfaches Glaukom)*
Eine Therapie zur Senkung des Augeninnendruckes ist erforderlich bei:

- Werten über 30 mm, wenn keine Schäden da sind.
- Werten über 20 mm, wenn Schäden da sind.
- Bei Risikogruppen (familiäre Belastung, Kurz- und Weitsichtigkeit, hohes Alter, dunkle Hautfarbe, leichte Stressbarkeit etc.).

Normaldruckglaukom (NDG)

Man geht inzwischen davon aus, dass mehr als 40 % aller Glaukome mit „normalem" Augeninnendruck einhergehen! Bei dieser Glaukomvariante, dem Normaldruckglaukom, treten trotz relativ niedriger Augeninnendruckwerte Schäden auf. Diese erfordern zwar auch eine sofortige drucksenkende Therapie, ganz besonders wichtig sind jedoch die begleitenden Allgemeinbehandlungen (Regulation des Blutdrucks, Therapie des Diabetes etc.).

Medikamente zur Glaukombehandlung

Zur Zeit sind in Deutschland eine ganze Reihe von Glaukommedikamenten als Tropfen erhältlich. Die folgende Auflistung soll einen Überblick über die wichtigsten Präparate mit ihren hauptsächlichen Inhaltstoffen, Ihren Vor- und einigen ihrer Nachteile geben.

Am häufigsten werden zur Senkung des Augeninnendruckes weltweit Betablocker verschrieben, weil sie besonders kostengünstig sind. Man muss jedoch dabei bedenken, dass Betablocker in der Nacht keine Wirksamkeit entfalten. Betablocker bewirken, dass das Auge auch tagsüber in eine Art Schlafzustand versetzt wird: Hierdurch wird weniger Kammerwasser produziert.

Nachts entfällt die Wirkung der Betablocker völlig, da das Auge bereits „schläft". Obwohl das Medikament nur lokal am Auge eingesetzt wird, gibt es Nebenwirkungen. Die Wirkungen auf die Lunge und das Herz-Kreislaufsystem sind nicht nur bei Patienten hohen Lebensalters zu bedenken. Niemals dürfen Betablocker bei Asthmakranken angewendet werden. Folgende Medikamente dürfen kombiniert werden:

- Alpha 2-Agonisten mit Betablockern, Carboanydrasehemmern oder Prostaglandinen.
- Betablocker mit Alpha 2-Agonisten, Carboanydrasehemmer und Pilokarpin.
- Carboanydrasehemmer mit Alpha 2-Agonisten, Betablockern, Pilokarpin und Prostaglandinanaloga.
- Pilokarpin mit allem, nur nicht mit den Prostaglandinanaloga.

! In allen Glaukom-Kombinationspräparaten verstecken sich Betablocker.

Vertreter	Substanzklasse	Vorteile	Nachteile
Timolol, Levobunolol Metipranolol, Carteolol (nicht selektiv)	Betablocker (reduzieren die Kammerwasserbildung)	gute Drucksenkung	Vorsicht! Nie bei Asthma oder AV-Block! Nicht selektive Betablocker stehen in Verdacht, die Augendurchblutung zu vermindern, Nebenwirkungen auch an Herz, Lunge, ZNS
Betaxolol (Beta-1-selektiv)		Gesichtsfeldverbesserung nachgewiesen, calcium-antagonistische Wirkung	
Dorzolamid	Carboanhydrasehemmer (CAH) (reduzieren die Kammerwasserbildung)	zuverlässige Drucksenkung; gefäßerweiternde Eigenschaften (Steigerung der Augendurchblutung)	Brennen und Jucken beim Eintropfen, da ph im Sauren (5,6), bitterer Geschmack, Verschwommensehen, Allergien.
Latanoprost Travoprost Tafluprost	Prostaglandinderivate (verbessern den Kammerwasserabfluss, bes. uveoskeral)	sehr gute Drucksenkung; günstiges Dosierungsschema	Irisverfärbungen; bei vorangegangenen Entzündungen im Augeninneren können diese durch Prostaglandine spontan hervorgerufen werden. Prostaglandine allgemein als vasokonstriktisch angesehen. Zentrales Makulaödem (ZMÖ)
Bimatoprost	Prostamide (verbessern den Kammerwasserabfluss)	gute Drucksenkung; günstige Dosierung	nicht bei Netzhautödem oder Augeninnenentzündungen
Adrenalin, Dipivefrin (betaadrenerg)	Adrenerge Agonisten (senken die Produktion und verbessern den Abfluss von Kammerwasser)	gute Drucksenkung	Vasokonstriktionen mit nachfolgender Hyperämie (rote Augen)
Clonidin, Apraclonidin, Brimonidin (alphaadrenerg)		sehr gute Drucksenkung	häufig Allergien bei Clonidin + (nur Reservetherapeutikum, ungünstig für Augendurchblutung), Achtung: nicht bei Kindern und Jugendlichen
Pilokarpin	Miotika (verbessern den Kammerwasserabfluss, bes. trabekulär)	seit mehr als 100 Jahren verwendet; gute Drucksenkung; unverzichtbar bei Engwinkelglaukom	Pupillenverengung, negative Beeinflussung der Sehschärfe, Kopfweh

Eines der Medikamente aus der Klasse der Betablocker, Betaxolol, hat deutlich weniger allgemeine Nebenwirkungen und soll zusätzlich die Gesichtsfeldprobleme verbessern. Er ist jedoch beim Einträufeln etwas unangenehmer, weil er mehr brennt als andere Betablocker. Vorsicht ist bei Prostaglandinderivaten und Bimatoprost angeraten, wenn Sie ein Glaukom mit gleichzeitiger primärer vaskulärer Dysregulation haben. Die systemischen Nebenwirkungen der Betablocker-Augentropfen können durch die Einnahme von Q_{10} gemildert werden.

Nebenwirkungen der Prostaglandinanaloga sind u. a. Bindehaut-Rötung, evtl. Ödem der Netzhautmitte, besonders bei Patienten mit Kunstlinsen oder mit Diabetes, Irisverfärbung, Wimpernwachstum, Reaktivierung von Herpes, Hornhautentzündungen, Regenbogenhautentzündungen. Nur sehr selten kommt es zu systemischen Nebenwirkungen im Sinne von Asthma und Atembeschwerden.

Die meisten Augentropfen zur Drucksenkung enthalten als Konservierungsmittel Benzalkoniumchlorid. Dieser Stoff stört den schützenden Tränenfilm und die oberen Hornhautschichten und kann Symptome des „trockenen Auges" wie Fremdkörpergefühl, Brennen und erhöhte Lichtempfindlichkeit aber auch Allergien hervorrufen. Die Gefahr, dass dann nicht ausreichend getropft wird und der Glaukomschaden zunimmt, ist groß. Ein besonders gutes Glaukommedikament, ein so genannter Carboanhydrasehemmer, ist konservierungsmittelfrei unter dem Namen TRUSOPT-S® erhältlich. Auch Prostaglandinderivate sind ohne Konservierungsmittel erhältlich (Taflotan sine®, Monoprost®).

Neuroprotektion

Die Forschung ist im Moment ganz besonders darauf ausgerichtet, so genannte neuroprotektive (= Nervengewebe schützende) Substanzen zu entwickeln. Sie sollen einen Schutzfaktor gegen die Zerstörung der Nervenzellen und Nervenbahnen bilden und den noch nicht komplett zerstörten Zellen dabei helfen, wieder zu funktionieren. Zu den möglicherweise Nervengewebe schützenden Medikamentengruppen gehören:

- Kalziumantagonisten: werden in der Inneren Medizin zur Blutdrucksenkung eingesetzt (Nimodipin, Nifidepin und andere).

- Glutamatrezeptorantagonisten: werden in der Neurologie bei Schlaganfall eingesetzt (Memantine).
- Radikalfänger wie Betacarotin, Vitamin C + E, Selen und Q_{10}: sollte eventuell jeder Glaukompatient nehmen.
- Benfotiamine (Milgamma mono 150): zur Nahrungsmittelergänzung.
- Alpha-Liponsäure (Ocuvite® alpha), nüchtern einnehmen.

Derzeit wird von verschiedenen Glaukomtropfen behauptet, dass sie Nervengewebe schützen, weil sie diesen Effekt zumindest im Tierversuch teilweise zeigen. Dazu gehören Alpha-2-adrenerge Rezeptoragonisten (Brimonidin und Clonidin), die Wachstumsfaktoren beeinflussen, und Beta-1-adrenerge Rezeptorantagonisten. Betablocker scheinen einen Einfluss auf den Einstrom von Kalzium und auf die Kalziumkanäle zu haben. Diese Medikamentengruppen haben aber viele Nebenwirkungen und Kontraindikationen. Da die Ergebnisse auf den Menschen nicht unbedingt übertragbar sind, bedarf es weiterer Forschung, um die Ergebnisse zu bestätigen, und weiterer pharmakologischer Entwicklung, um schließlich Nervengewebe schützende Substanzen (Neuroprotektiva) zu schaffen, die diesen Namen auch wirklich verdienen.

Wichtige Informationen für Ihren Augenarzt und Hausarzt!

Noch einige ergänzende Bemerkungen zu den vorhandenen Augentropfen:

- Während systemische Betablocker den intraokularen Druck nicht senken, führen lokale Betablocker zu einer Senkung des Blutdrucks und nachts zu verstärkten Blutdruckabfällen (dips). Bei der Betablockertherapie auch bedenken, dass sie weder als Augentropfen noch systemisch bei gleichzeitigen Depressionen gegeben werden dürfen.
- Bei Carboanhydrasehemmern unbedingt Blutbildkontrollen machen und Vorsicht bei Patienten mit Allergien auf Sulfonamide oder bei Nieren- und Leberproblemen. Mit dieser Substanzgruppe auch Vorsicht bei Patienten mit geringer Endothelzelldichte der Hornhaut, da es zu weiterem Endothelzellverlust kommen kann. Carboanhydrase-

hemmer auch nicht bei digitalisierten Patienten geben, da Kammerflimmern und Extrasystolen entstehen können.
- Prostaglandinanaloga nicht mit Steroiden oder nicht-steroidalen Entzündungshemmern kombinieren. Sie heben sich gegenseitig auf. Auch keine dieser Augentropfen, wenn gleichzeitig Cox-2-Hemmer eingenommen werden (z. B. Rheumatherapie). Wichtig ist auch, dass diese Medikamentengruppe nicht bei Herpes gegeben wird, weil die Erkrankung neu aufflackern kann.
- Prostaglandinanaloga niemals mehr als 1 x tropfen, da sie sonst die Kammerwasserproduktion erhöhen und dann den Augeninnendruck nicht senken sondern erhöhen.
- Kein Pilokarpin bei Prostata- oder Schilddrüsenvergrößerung.

Bitte beachten Sie auch folgende mögliche Komplikationen:
- *Atemwegserkrankungen:* Betablocker kontraindiziert, Pilokarpin kann Asthma verstärken, Adrenalin-Derivate günstig, Dorzolamid, Prostaglandine sind ebenfalls anwendbar.
- *Arterielle Durchblutungsstörungen und Gefäßsklerose:* Zurückhaltung mit Adrenalin-Derivaten, evtl. Kalziumantagonisten systemisch und Magnesium zusätzlich, Dorzolamid zu empfehlen, Prostaglandine zurückhaltend.
- *Niedriger Blutdruck:* Betablocker und Clonidin kontraindiziert, eher Dorzolamid.
- *Hoher Blutdruck:* Betablocker bevorzugen, alternativ Clonidin, Zurückhaltung mit Adrenalin-Derivaten, besser: Kalziumantagonisten.
- *Herzerkrankungen:* Zurückhaltung mit Adrenalin-Derivaten. Mit Hausarzt absprechen, ob Betablocker geeignet.
- *Langsamer unregelmäßiger Herzschlag:* Betablocker kontraindiziert bei AV-Block. Adrenalinabkömmlinge, Dorzolamid und Prostaglandine bevorzugen.
- *Herzinsuffizienz:* Bei dekompensierter Herzinsuffizienz sind Betablocker grundsätzlich kontraindiziert.
- *Nierenfunktionsstörung:* Vorsicht mit topischen und systemischen Karboanhydrasehemmern. Betablocker bevorzugt.
- *Schwere Leberfunktionsstörungen:* Zurückhaltung mit Dorzolamid. Betablocker oder ggf. Pilokarpin bevorzugen. Adrenalin und Clonidin möglich.

- *Vasospastisches Syndrom:* Latanoprost und Bimatoprost nur mit Vorsicht.
- *Diabetes mellitus:* Zurückhaltung mit Adrenalin-Derivaten und systemischem Diamox, auch mit Betablockern bei Neigung zu Hypoglykämie, bei Makulaödem eher keine Prostaglandine oder Bimatoprost.
- *Schilddrüsenüberfunktion:* Pilokarpin meiden. Zurückhaltung mit Adrenalin-Derivaten.
- *Erkrankungen, bei denen eine enge Papille ungünstig ist:* Pilokarpin meiden (besonders bei Sekundärglaukomen).
- *Enger Kammerwinkel/Winkelblockglaukom:* Pilokarpin und Carpoanhydrasehemmer erforderlich bis zur funktionierenden YAG-Iridotomie oder OP.
- *Jüngere Patienten:* Pilokarpin kann stark kurzsichtig machen und zu schwankenden Sehstörungen führen, auch kein Brimonidin geben. Besser sind Prostaglandine und Carboanhydrasehemmer. Keine adrenergen Agonisten (z. B. Bromidin) bei Kindern und Jugendlichen

Operative Maßnahmen – Keine Angst vor Operationen!

Die erste Operation bei Glaukom wurde 1857 von Albrecht v. Graefe vorgestellt. Er erfand übrigens auch den Augenspiegel und ermöglichte dadurch die Untersuchung des Augeninneren. Graefe schlug die Iridektomie (Irisausschneidung) als druckentlastende Operation vor. Es war damals die erste und einzige Möglichkeit, die als unheilbar geltende Krankheit Glaukom zu behandeln. Auch heute noch ist diese Operationsmethode die sinnvollste Behandlung des Glaukomanfalles. Graefe war übrigens auch der erste Augenarzt, der den Zusammenhang zwischen Stress und Glaukomanfall erkannte. Wann sollte heutzutage eine Operation durchgeführt werden?

- Bei Unverträglichkeit von Medikamenten (oft Unverträglichkeiten oder Allergien auf die Tropfen bzw. deren Konservierungsstoffe)
- Bei fortschreitenden Sehnervenschäden und Gesichtsfeldausfällen trotz Therapie, wenn der individuelle Zieldruck nicht erreicht ist
- Bei hohen Druckschwankungen im 24 Stunden-Profil
- Bei mangelnder Mitarbeit des Patienten oder zu starker psychischer Belastung durch das Krankheitsbild und seine Behandlung (somatopsychische Reaktion)

Wenngleich sich die operativen Möglichkeiten nicht so dramatisch weiterentwickelt haben wie die medikamentöse Therapie des Glaukoms, gibt es inzwischen durch die Anwendung von neuen Lasertechnologien ein etwas erweitertes Spektrum.

Die jeweilige Operationsmethode hängt von der Art des Glaukoms ab. Falls bei Ihnen eine Operation erforderlich sein sollte – bitte nicht leichtfertig damit umgehen, nur um die lästige Tropferei loszuwerden! Lassen Sie sich vom Operateur die Vor- und Nachteile genau erklären.

Lasertherapie

Bei der Lasertherapie wird in die Iris ein Loch „geschossen", um eine Verbindung zwischen der vorderen und der hinteren Augenkammer zu schaffen. Beim Engwinkelglaukom mit Glaukomanfall wird durch das Loch ein Abfluss für das Kammerwasser geschaffen und somit die Blockade gelöst. Dieses Verfahren ist sinnvoll für die Akutbehandlung, senkt aber nicht dauerhaft den Augeninnendruck. Oft ist später ein weiterer Eingriff, z. B. eine Irisausschneidung (Iridektomie) nötig.

Zu den Vor- und Nachteilen verschiedener Lasertherapien und deren Anwendung bei verschiedenen Glaukomformen sowie zu den verschiedenen Lasertypen kann Sie Ihr Augenarzt beraten.

Nicht fistulierende Eingriffe

Bei den nicht-fistulierenden Eingriffen versucht man, den Kammerwasserabfluss zu verbessern, ohne den Augapfel komplett zu öffnen. Es gibt dabei verschiedene Techniken, bei denen durch Präparation des Gewebes (externe Trabekelektomie) oder durch das Einbringen von Gelen bzw. Medikamenten (Viscocanalostomie bzw. Visco-Kanaloplastik) der Abflusskanal geweitet wird.

Die Iridektomie gehört zu den nicht-fistulierenden Eingriffen. Dabei wird am äußeren Rand der Iris eine Öffnung erzeugt, durch die eine Verbindung zwischen der vorderen und der hinteren Augenkammer geschaffen wird. Beim Engwinkelglaukom kann so das Kammerwasser abfließen.

Trabektom

Das Trabektom entspricht einer „minimal invasiven Kammerwinkelchirurgie“. Durch ein 1,7 mm großes Loch in der Hornhaut wird ein stiftähnliches Gerät in die vordere Augenkammer eingeführt und das Maschenwerk des Schlemmschen Kanals entfernt. Diese Operationstechnik bietet sich für Patienten mit gleichzeitigem Grauem Star an, da bei der Entfernung der trüben Linse ohnehin das Auge eröffnet wird, der drucksenkende Effekt ist im Voraus wenig berechenbar. Die Methode eignet sich nicht, wenn operativ eine starke Drucksenkung erreicht werden muss.

Fistulierende Eingriffe

Fistulierende Eingriffe sollen das Kammerwasser über einen Filtrationsweg nach außen ableiten. Die Trabekelektomie (Trabekelwerkausscheidung) ist die Standard-Operation in diesem Bereich. In die Lederhaut wird eine Tasche präpariert. Dann wird der Augapfel im Bereich des Ziliarkörpers eröffnet und etwas Gewebe entfernt. Das Kammerwasser fließt dann über die Tasche in Richtung Augenhöhle, wo es resorbiert wird.

Eine Variante der Trabekelektomie ist das Setzen eines Implantats, das einen dauerhaften „Fisteleffekt“ (eine dauerhafte Verbindung) gewährleisten soll. Ein so genannter Stent wird in die Kanälchen des Maschenwerkes oder in die vordere Augenkammer eingebracht, um den Abfluss des Kammerwassers zu erleichtern.

! Auch nach erfolgter Operation sind dringend regelmäßige augenärztliche Kontrollen erforderlich. Es kommt immer wieder vor, dass der Erfolg allmählich nachlässt und wieder Augentropfen angewandt werden müssen. Eine erfolgreiche Operation darf Sie nicht in Sicherheit wiegen!

Diagnostik und Therapie der Zukunft

Diagnostik

- Blutdiagnostik (Lymphozyten haben bei Glaukompatienten verminderte Genexpression)
- Gentests (einfache Tests stehen unmittelbar vor der Zulassung)
- Chromosomenanalyse
- Verbesserte Apparate zur Messung von Druck, Sehnervendurchblutung, Gesichtsfeld, biochemischen Reaktionen und morphologischen Veränderungen

Therapie

- Neuroprotektive Substanzen, die nachweislich wirken
- Neuroregenerative Medikamente (zur Regeneration der Nervenzellen und Stützzellen der Netzhaut)
- Verbesserte mikrochirurgische Operationsmethoden
- Biologische Züchtung von Zellen, die potentiell Netzhaut und Sehbahn reparieren sowie auch von Zellen, die das Trabekelwerk frei halten für eine gute Passage des Kammerwassers
- Immunologische Ansätze: Erste Experimente deuten an, dass man mit einer Art „Impfung" mit autoimmunen T-Zellen gegen die Myelin-Antigene des Zentralnervensystems (bes. Gehirn + Sehnerv) die sekundäre Degeneration beeinflussen kann
- Therapie mit Wachstumsfaktoren zum Schutz der Ganglienzellen

! Das Wichtigste in Kürze:

Je nach Glaukomart und begleitenden anderen Erkrankungen muss eine individuelle Behandlung gewählt werden. Eine Operation ist beim Winkelblock notwendig. Andere Glaukomarten werden, soweit es geht, medikamentös behandelt. Der Augenarzt und Sie selbst sollten aber auf mögliche Begleiterkrankungen und Gegenanzeigen von Medikamentengruppen achten. Weitere Möglichkeiten der Diagnose und Therapie sind in der Entwicklung.

Kapitel 4: Anatomie und Funktion des Nervensystems

Worum es in diesem Kapitel geht:

- Efferente und afferente Nervenbahnen
- Das vegetative Nervensystem
- Sympathikotoniker und Vagotoniker
- Was bedeutet Entspannung?
- **Das Wichtigste in Kürze**

Das Nervensystem ist grobschematisch folgendermaßen aufgebaut:

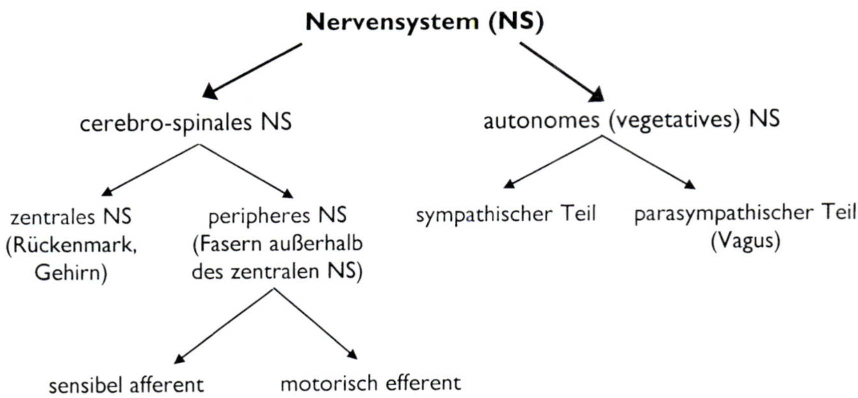

Nerven sind Leitungen für elektrische Impulse. Das heißt, die physikalisch sehr unterschiedlichen Informationen der Sinnesorgane und ihrer spezifischen Zellen werden in elektrische Impulsmuster umgewandelt und zum Gehirn geschickt. Die Weiterleitung auf einen anderen Nerv erfolgt über eine Schaltstelle, die sog. Synapse. Sie ist durch einen Spalt vom nächsten Nerv getrennt und nimmt über chemische Stoffe (Neurotransmitter) die Überleitung zum nächsten Nerv vor. Je nach Aufgabenbereich werden sensible und motorische Nerven unterschieden.

Die sensiblen Nerven nehmen Informationen über einen Rezeptor (z.B. Sinnesorgan) auf und leiten diese als Impulse weiter an höhergeordnete Schaltstellen wie z.B. das Gehirn. Da sie aufsteigende Informationen leiten, werden sie als afferente oder auch sensible Nerven bezeichnet, unter anderem, weil auch Schmerzen durch sensible Nervenfasern zum Gehirn weitergeleitet werden. Die motorischen Nerven dagegen geben Impulse von höheren Schaltstellen (z.B. Gehirn) weiter an motorische Einheiten und geben damit „Befehle“ an Erfolgsorgane wie z.B. Muskeln. Da diese Nerven vom Zentrum Gehirn zur Peripherie (z.B. Hand) führen, werden sie als efferente Bahnen oder auch motorische Nervenbahnen bezeichnet. Durch die Informationen beider Nervengruppen kann der Organismus Reize wahrnehmen und entsprechend darauf reagieren oder selbst gewollte Aktionen (d.h. Bewegungen) vornehmen. Wenn man also z.B. eine Tasse Kaffee trinken will, geht vom Gehirn efferent ein Impuls zu Hand und Arm („Tasse hochheben“), und die Muskelgruppen führen den Befehl aus. Ist die Tasse aber heiß, geht von den Fingerspitzen zum Gehirn hin die sensible afferente (aufsteigende) Information („Tasse heiß“) und vom Gehirn aus wieder an die Hand und die Armmuskeln der motorisch efferente Auftrag („Tasse hinstellen“).

Das vegetative Nervensystem

Unser Körper verfügt zudem über ein Nervensystem, das allein für Regelung der Funktionen der Innenzustände des Körpers zuständig ist. Dieses sog. vegetative System nimmt Reize aus dem Körperinneren wahr (propriozeptive Reize) und regelt z.B. Blutdruck, Körpertemperatur, Blutzucker etc. Es besteht aus Sympathikus und Parasympathikus, der auch Vagus genannt wird. Vagus heißt „vagabundierend“, weil seine Nervenfasern sozusagen im ganzen Körper „herumstreunen“. Die Überträgersubstanz im parasympathischen System ist Acetylcholin, im sympathischen Adrenalin. Das vegetative Nervensystem passt die Prozesse im Körperinneren bei Belastungen des Organismus an. Es regelt die lebenswichtigen Funktionen des Kreislaufes, der Verdauung, der Entleerung, des Stoffwechsels, der Sekretion, der Körpertemperatur und der Fortpflanzung „automatisch" und unterliegt normalerweise nicht der direkten willkürlichen Kontrolle. Es wird deshalb auch autonomes Nervensystem genannt. Die Wirkungen des vegetativen und des somatischen Nervensystems laufen gleichzeitig ab. Beide Systeme sind zentral miteinander gekoppelt.

Übergeordnete Zentren des vegetativen Nervensystems befinden sich im Rückenmark und im Hirnstamm, doch wird das Vegetativum, wie man kurz sagt, ebenso von stammesgeschichtlich älteren Zonen der Hirnrinde beeinflusst und tritt über zahlreiche Schaltstellen mit dem sensorischen und motorischen Teil des Nervensystems in Verbindung. Gemäß den hier angeführten Aufgabenstellungen aktiviert der Sympathikus eher die energieentladenen Abbaufunktionen des Körpers (die ergotropen Reaktionen). Das heißt, er bewirkt eine Beschleunigung der Atmung, eine Erhöhung des Blutdrucks und des Blutzuckerspiegels, eine Verengung der Blutgefäße und eine Steigerung der Körpertemperatur. Harnbildung und Verdauung sowie Speichel- und Bauchspeicheldrüsensekretion werden dagegen gehemmt (z.B. trockener Mund bei Angst, es „verschlägt einem die Sprache"). Auch viele Redner trinken während ihres Vortrages Wasser. Stress und Anspannung führen zu Austrocknung.

Im Dienste eines höheren Ordnungsgefüges, nämlich der physiologischen Hormoöstase, wirkt dem entgegen der Parasympathikus, auch „Vagus" genannt, antagonistisch. Er sorgt für Energieeinsparung und Funktionen, die der Erholung und dem Aufbau von Körpersubstanz dienen (die sog. trophotrope Reaktion): Atmung, Blutdruck, Blutzuckerspiegel, Blutgefäße, Körpertemperatur sowie Harnbildung werden gegensinnig beeinflusst. Die ganze Funktionsweise unseres Nervensystems ist auf dem Hauptprinzip des Gleichgewichts aufgebaut und folgt den harmonikalen Gesetzen des ganzen Kosmos. Damit dieser regulative Mechanismus reibungslos funktioniert, muss auch das neuroendokrine Hormonsystem, das sind alle hormonproduzierenden Körperzellen (z.B. Gehirn, Schilddrüse, Nebenniere, Geschlechtsorgane) mit großer Genauigkeit arbeiten. Erlebnisse, die mit einer emotionalen Reaktion einhergehen, sind von einer die Körperchemie verändernden Hormonausschüttung begleitet, und ein nur winziges Zuviel oder Zuwenig einer einzelnen Hormonsekretion (etwa Schilddrüse oder Nebenniere) verändert die ganze körperliche und psychische Befindlichkeit und kann unter Umständen aus einem ängstlich-depressiven Menschen einen reizbar-aggressiven machen und umgekehrt.

Unsere Emotionen sind also nicht unbedingt nur schwer fassbare seelische Phänomene, die ihre Ursache in Stimmungen und Erlebnissen haben. Sie sind auch körperliche Prozesse und als solche Produkte des komplexen Zusammenspiels zwischen den einzelnen Hirnregionen und dem Hypothalamus, welcher wiederum das vegetative Nervensystem und auch die innersekretorische Drüsentätigkeit steuert. Diese Erkenntnisse werden neuerdings auch therapeutisch umgesetzt. So werden in der Universitätsklinik Bonn depressive Patienten mit Elektrostimulation des Vagus erfolgreich behandelt. Die Patienten fühlen sich psychisch deutlich besser. So kann man sich auch erklären, warum Entspannungstechniken, die den Vagus aktivieren, zu deutlicher Verbesserung der psychischen Befindlichkeit unserer Glaukompatienten führten.

Nun gibt es Menschen, bei denen das vegetative Nervensystem aus dem Gleichgewicht geraten ist. Die besonders erregbaren, aktiven, leicht gestressten oder aggressiven (Typ-A-)Menschen haben einen erhöhten Adrenalinspiegel, sie sind Sympathikotoniker. Menschen, bei denen das Sympathikussystem eher schwach ist, nennt man Vagotoniker. Sie neigen dazu, Ärger und seelische Probleme in sich „hineinzufressen“. Sympathikotoniker und Vagotoniker unterscheiden sich nicht nur in ihrer Körperchemie und in ihren Reaktionsweisen auf alltägliche Dinge, sie neigen auch zu verschiedenen Krankheiten (→ Übersicht).

Wenn Körper und Psyche im Einklang sind, können auch die alltäglichen Wechsel von Anspannung und Entspannung gut verarbeitet werden, ja sie sind geradezu eine Grundbedingung des Lebens an sich. Kann jedoch Stress auf körperlicher, emotionaler, sozialer und geistiger Ebene nicht verarbeitet werden, kommt es zur Dauerbelastung und schließlich zur Überlastung des vegetativen und endokrinen Systems, was sich als Krankheit bemerkbar macht.

Sympathikotoniker	Vagotoniker
Denkblockaden gestörte Hormonregulation: › Aggressionen › Herzinfarkt › Bluthochdruck › Mobilisierung von Zucker aus der Leber › Schädigung von Nieren und Nebennieren › Mobilisierung der Fettreserven und Depot im Gefäßsystem › temporäre Impotenz	Schwindelgefühl gestörte Hormonregulation: › Depressionen › Bronchialasthma › niedriger Blutdruck › Neigung zu Kollaps › Magengeschwüre › Darmleiden › Blasenerkrankung

Was bedeutet Entspannung?

Der Mensch besitzt nicht nur die Fähigkeit, körperlich auf Anspannung und Stress zu reagieren, auch Entspannung, die immer eine psychophysische sein sollte, macht sich körperlich bemerkbar und löst Reaktionen in Richtung Homöostase (Gleichgewicht) aus.

Besonders der Hypothalamus und das retikuläre System drosseln dann den Sympathikus und die Hirnanhangdrüse, wodurch die Ausschüttung der Stresshormone Adrenalin und Noradrenalin sowie der Corticoidhormone (Cortison) verringert wird.

Die Blutzufuhr zu den Muskeln wird zugunsten der Hautdurchblutung verringert, der Blutzuckerspiegel sinkt genauso wie die Herzfrequenz und der Blutdruck. Die Verdauungsaktivitäten erhalten mehr Energie. Die Immunabwehr verbessert sich deutlich, und die Blutgerinnungsfähigkeit wird wieder herabgesetzt. Das Blut wird sozusagen wieder flüssiger. Denkblockaden können verschwinden, und die Fähigkeit zu klarem, logischem Denken nimmt unverkennbar zu. Dazu ändert sich der emotionale Zustand vom adrenalingesteuerten Furcht-Wut-Syndrom zu Gefühlen der Entspannung und Geborgenheit, in denen sich Angst und Sorgen auflösen können und das Grundvertrauen zu sich selbst zunimmt. Diese Stärkung des Grundvertrauens ist dabei die Basis aller

Heilungsprozesse, denn „erst wenn man sich selbst vertrauen gelernt hat, kann man sich auch wieder etwas zutrauen." (R. Dahlke)

Äußerlich fühlbar wird die Entspannungsreaktion in verminderter Spannung der Skelettmuskulatur. Die Muskeln fühlen sich weich und elastisch an, und der Entspannte empfindet ein angenehmes Schweregefühl. Auch die Erweiterung der kleinen Blutgefäße in der Körperperipherie, die zu mehr Durchblutung führt, ist ein untrügliches Zeichen für Entspannung, welches oft mit Wärmeempfindungen einhergeht. Besonders deutlich ist jedoch der verlangsamte Atemrhythmus: Die Atemfrequenz nimmt ab, die Pausen zwischen Aus- und Einatmen werden länger, und mit zunehmender Tiefe der Entspannung wird die Brustatmung zur Bauchatmung hin verändert. In diesem Zusammenhang entwickelt sich eine spürbare Senkung des Gasaustausches in den Lungen, welche ein deutliches Indiz für einen ökonomischeren Stoffwechsel ist. Neuere Untersuchungen haben gezeigt, dass sich dadurch die Glutamatkonzentration im Blut reduziert. Glutamat kommt gehäuft bei Abbauprozessen des Gehirns und des Auges, gerade auch beim Glaukom, vor und kann ein Anzeichen für zerstörtes Nervengewebe sein. Entspannung sorgt hier für eine Normalisierung. Sie hat auch einen direkten Einfluss auf die Aminosäuren (Eiweißbaustoffe) im Gehirn, die als Neurotransmitter (Botenstoffe) oder Vorstufen dieser Botenstoffe wichtige Aufgaben haben. Bei vielen neurodegenerativen und psychiatrischen Erkrankungen sind Veränderungen des Neurotransmitterhaushaltes festgestellt worden. Therapien, die mit Entspannung einhergehen, sind in der Lage, die entstandenen Ungleichgewichte zu normalisieren und damit heilend zu wirken.

Man hat auch festgestellt, dass Entspannungstechniken wichtig sind, um das Immunsystem des Körpers zu stärken, was z. B. bei der Krebstherapie genutzt wird. Sie verändern die Psyche, indem sie das Selbstvertrauen steigern, die Konzentration verbessern, Spontaneität bewirken und die Kreativität fördern. Dies hat direkte Auswirkungen auf die Blutzusammensetzung. Außerdem verringert das regelmäßige Praktizieren bestimmter Übungen Angst, Anspannung, Stress, Panikattacken, Wut, Furchtsamkeit und andere negative Emotionen und Reaktionen. Für sich genommen sorgt Entspannung dafür, dass wir zu einem Zustand der Harmonie mit uns selbst zurückkehren können. Ein entspannter Zustand ist für Selbstheilung entscheidend.

Körperliche und seelische Entspannung wirkt im Gehirn in vielfacher Weise: Das Hemisphärenungleichgewicht kann sich einpendeln, beide Hirnhälften arbeiten besser zusammen, insbesondere die stressbedingte Linkshirnigkeit kann reduziert werden, so dass das rechte Gehirn mit Gefühlen und Intuition wieder eine Chance bekommt. Der Hirnstoffwechsel wird beeinflusst, Botenstoffe, Hormone etc. werden wieder in harmonisches Miteinander gebracht. Sympathikusdämpfung und Parasympathikusaktivierung sind dabei in Puls, Blutdruck, Atmung, Hautwiderstand und Blutwerten messbar. Die Stresshormone Cortison und Adrenalin werden heruntergeregelt.

Hypothetisches Modell der Wirkung von Entspannungsmethoden

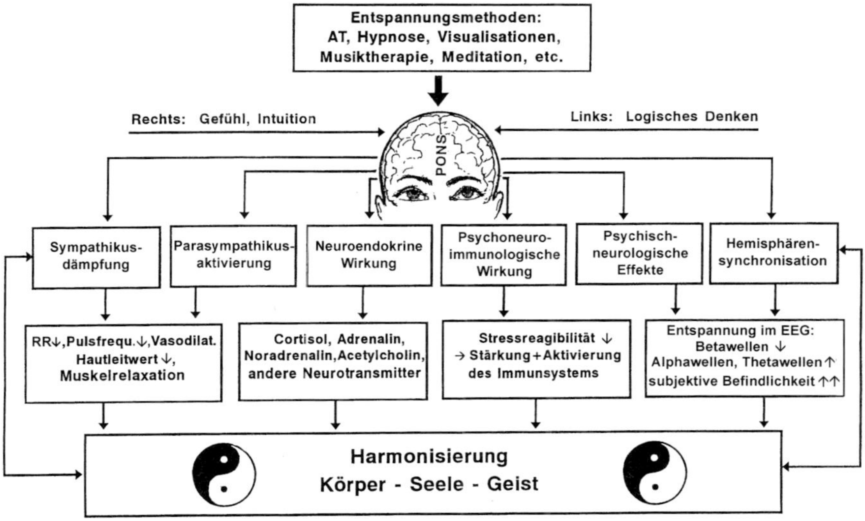

Die psychoneuroimmunologischen Effekte lassen sich an den Immunparametern im Blut nachweisen (z.B. steigt die Zahl der „Killerzellen" gegen Krebs an etc.). Die psychoneuroendokrinologischen Effekte lassen sich anhand von Blutwerten (z.B. Aminosäuren im Blut) aber auch im EEG und PET nachweisen sowie in psychologischen Tests. Forschungsergebnisse zeigen zudem, dass gestörte Körperrhythmen wieder reguliert werden. Gestörte Tag-/Nachtrhythmen haben ausgeprägten Einfluss auf das vegetative Nervensystem sowie das Hormon- und Immunsystem und können diese aus dem Gleichgewicht bringen. Die Wirkungen von Entspannungsmethoden gleichen den physiologischen, d.h. den normalen Körperreaktionen in der Nacht. Prof. Hildebrandt, ein weltbekannter Chronobiologe aus Marburg, konnte feststellen, dass sich der Körper in der Nacht in vielfältiger Weise harmonikal neu ordnet. Diese Art der Regeneration erlaubt es, jeden Tag erholt in die aktive Phase zu gehen, die ihrerseits, wenn sie stress- beziehungsweise störungsfrei abläuft, harmonikal geordnet ist. Durch die gestörten Biorhythmen können viele Krankheiten von Schlafstörungen bis zu Wahnvorstellungen entstehen. In tiefer Entspannung fällt es leichter, psychische Muster loszulassen, Neues zu lernen, für neue Impulse aufgeschlossen zu sein und die Weisheit des eigenen Inneren zu aktivieren.

Die Summe aller Effekte resultiert in einer Harmonisierung aller miteinander vernetzten Systeme. Dies wirkt seinerseits im Sinne eines positiven Feed-backs auf das Gehirn. Der Mensch hat also die Möglichkeit, u. a. durch Entspannungsmethoden wieder heil zu werden.

! Das Wichtigste in Kürze:

Nerven sind Leitungen für elektrische Impulse. Impulse werden entweder vom Gehirn an einzelne Körperteile geleitet (efferent) oder von den Körperteilen an das Gehirn (afferent).

Das vegetative Nervensystem ist für die Regelung der Innenzustände des Körpers zuständig und funktioniert quasi automatisch, also normalerweise ohne Beeinflussung durch den Willen. Es besteht aus Sympathikus und Parasympathikus. Im Dienste eines höheren Ordnungsgefüges, nämlich der physiologischen Homöostase, wirken Sympathikus und Parasympathikus, die u.a. Spannung und Entspannung bedeuten, in Wechselwirkung.

Wenn dieses Gefüge gestört ist und der Mensch krank wird, können Entspannungsmethoden hilfreich sein.

Kapitel 5: Einflussmöglichkeiten des Gehirns und des zentralen Nervensystems auf das Auge

Worum es in diesem Kapitel geht:

- Beteiligung des Gehirns an der Regulierung des Augendruckes
- Erhöhte Glutamatkonzentration bei Stress
- Umschaltung des vegetativen Nervensystems
- **Das Wichtigste in Kürze**

Wie durch Forschung inzwischen herausgefunden wurde, werden im Seitenknie des Hirnstamms bestimmte Wachstumsfaktoren (BDNF) gebildet, die zur Netzhaut des Auges geleitet werden und zwar entlang der Sehbahn vom Gehirn zum Auge. Diese Substanzen sind lebenswichtig, um die Nervenzellen der Netzhaut vor dem Zelltod zu schützen. Da diese Nervenzellen durch den erhöhten Augeninnendruck sowie durch schlechte Durchblutung der Netzhaut zerstört werden können, ist dieser Schutz und Reparaturmechanismus wesentlich.

Weitere Forschungsergebnisse zeigen, dass auch der Nervus trigeminus eine Wirkung auf den Augeninnendruck hat; bei seinem Ausfall kommt es zu einem Abfall des Augeninnendruckes.

Desweiteren hat man herausgefunden, dass das Diencephalon an der Regulierung des Augeninnendruckes beteiligt ist. Das Diencephalon ist eine Kontrollstation für Seh-, Hör- und Riecherlebnisse sowie gleichzeitig für emotionale und inkretorische (hormonelle) Prozesse. Emotionale Störungen führen zu Veränderungen der Blutzusammensetzung, die in den Organen entsprechende Veränderungen hervorrufen. So wurde gefunden, dass sogar Augengesunde vor Operationen, die sie emotional belasteten, eine leichte Erhöhung des Augeninnendruckes entwickelten. Andere Forschungsergebnisse zeigen, dass die Elektrostimulation des Hypothalamus (Hirnstamm), welcher ein Teil des Diencephalon ist, eine Augeninnendruckerhöhung verursacht. Ähnliches passiert auch bei Stimulation des Corpus amygdaloideus, welcher zum limbischen System gehört.

Auch der Ziliarkörper und das Trabekelwerk können über Neurotransmitter vom Gehirn direkt beeinflusst werden und unterliegen gleichzeitig einer autonom-vegetativen Regulation.

Alle diese Forschungsergebnisse weisen auf eine neuro-humorale Kontrolle des Augeninnendruckes hin. Neuro-humoral bedeutet vom Gehirn ausgehend und mit dem Blut vermittelt. Man kann annehmen, dass bei Glaukom eine Regulationsstörung zwischen Hirn und Auge besteht, so dass Stress im wahrsten Sinne des Wortes „ins Auge gehen kann". Therapeutisch eingesetzte Musik wirkt vor allen Dingen auf das Diencephalon, den Hypothalamus und das limbische System, so dass man sich vorstellen kann, dass eine Harmonisierung dieser Systeme auch zu einer besseren Regulierung des Augeninnendruckes führt bzw. den Sehnerv besser mit Schutzfaktoren versorgt. Vielleicht wird so auch erklärbar, dass Stress, wie z. B. das Hören eines lauten Knalls, besonders bei Glaukompatienten eine Augendruckerhöhung hervorruft. Diese Beobachtung lässt sich nur so interpretieren, dass bei ihnen der akustische Stress sofort eine Kettenreaktion im Körper auslöst, die unmittelbar zu einer Steigerung des Augeninnendruckes führt. Bei Gesunden findet man diese Reaktion eigentümlicherweise praktisch gar nicht.

Andere Forschungsergebnisse deuten darauf hin, dass Patienten unter Stress erhöhte Glutamatkonzentration im Serum aufweisen. Diese Substanz ist aber auch bei Glaukompatienten erhöht gefunden worden, was darauf hindeutet, dass Glutamat ein Stressindikator des zentralen Nervensystems ist. Es hat auch bei neurodegenerativen Prozessen, z. B. bei Schlaganfällen oder glaukomatösem Sehnervenschaden, eine große Bedeutung. Die Pharmaindustrie arbeitet intensiv an der Entwicklung so genannter Glutamatrezeptorantagonisten, die die schädigende Wirkung des Glutamats hemmen sollen.

Entspannungsmethoden haben eventuell den Effekt, dass die für den Hirnstoffwechsel notwendigen Aminosäuren sich normalisieren und Glutamin (eine Vorstufe des Glutamats) sich wieder reduziert. Viele Aminosäuren haben beim Stoffwechsel des Gehirns eine Funktion als Neurotransmitter oder sind Ausgangssubstanzen für diese Botenstoffe. Bei vielen Erkrankungen von Hirn-oder Nervengewebe und bei psychiatrischen Krankheitsbildern sind Veränderungen der Botenstoffe festgestellt worden. Die Zuführung von Mikronährstoffen, Nervengewebe schützenden Substanzen und Entspannungsmethoden tragen wahrscheinlich zur Normalisierung bei.

Entspannungsmethoden wirken darüber hinaus auch auf das Immunsystem und könnten über diesen Mechanismus ebenfalls neuroprotektiv wirken: zum einen, indem sie den Patienten weniger empfindlich gegenüber Stress machen und zu Stressabbau beitragen, zum anderen, indem sie die körpereigenen Schutz- und Reparaturmechanismen fördern.

Effekte durch die Umschaltung des vegetativen Nervensystems

- Wirksamkeit auf Aderhautdurchblutung (↑).
- Erhöhter Abtransport von Kammerwasser durch die Netzhaut und Aderhaut.
- Wirksamkeit auf Bindehaut- und Lederhautdurchblutung.
- Wirksamkeit auf episklerale Gefäße, die u. a. der Thermoregulation dienen (episkleraler Venendruck wichtig für Kammerwasserabfluss).
- Wirksamkeit auf Muskeln des Trabekelwerkes und Ziliarkörpers mit Veränderung des Abflusswiderstandes.
- Reduzierung des erhöhten Blutdrucks (großer Risikofaktor für Glaukomschaden).
- Wirkung auf Kammerwasserproduktion. Im Schlaf oder schlafähnlichem Zustand (Entspannung) wird weniger Kammerwasser produziert.
- Wirkung auf vasospastisches Syndrom: Bessere Durchblutung von Händen und Füßen ist gekoppelt mit besserer Augendurchblutung.
- Kurzsichtigkeit wird unter Stress oft stärker (Zusammenziehen der inneren und äußeren Muskeln führt zu Veränderungen der Dioptrienzahl und zur Erhöhung des Augeninnendruckes, Entspannungsmethoden normalisieren).
- Wirkung auf Begleiterkrankungen allgemeiner Art (zu finden bei 90 % aller Glaukompatienten).

Das Harmonisieren des vegetativen Nervensystems (Sympathikus und Parasympathikus) führt zu einer Reduzierung der gefäßzusammenziehenden Stoffe Endothelin und Adrenalin und kann dadurch die Durchblutungssituation des Auges verbessern. Das Autogene Training ist jedenfalls in der Lage, auch bei Menschen mit vasospastischem Syndrom eine bessere Durchblutung des Körpers, besonders der Hände und Füße, zu erreichen. Die daran gekoppelte Durchblutung des Auges (ermittelt über Temperaturmessung) verbessert sich.

Effekte, die durch das Zentralnervensystem, besonders das Gehirn, vermittelt werden

- Thalamus → Ausschüttung von Wachstumsfaktoren (Neurotrophine; BNDF), die den Sehnerv schützen.
- Diencephalon → Entspannung, beruhigt emotionale Prozesse aber auch inkretorische (Hormon) sowie neuro-humorale (blutvermittelte) Faktoren. Das bedeutet Harmonisierung der Hormonsysteme.
- Psycho-neuro-immunologische Effekte → Autoimmunprozesse können neuroprotektiv wirken (Wirkung auf spezifische weiße Blutkörperchen, die T-Lymphozyten mit wichtigen Immunfunktionen).

! Das Wichtigste in Kürze:

Forschungsergebnisse weisen auf eine Kombination von vegetativer und neuro-humoraler Kontrolle des Augeninnendruckes hin. Zudem werden bei Glaukompatienten, wie auch bei anderen Patienten unter Stress, erhöhte Glutamatkonzentrationen im Blut gefunden.

Entspannungsmethoden, besonders therapeutisch eingesetzte Musik, wirken auf den Hirnstoffwechsel und darüber hinaus auch auf das Immunsystem. Sie können somit neuroprotektiv wirken.

Nachwort

Keine Angst vor Grünem Star?

Wenn Sie dieses Buch wirklich aufmerksam gelesen haben, sollten Sie eigentlich keine Angst mehr haben. Angst ist immer ein schlechter Berater, und wie Sie sicher mitbekommen haben, löst Angst im Körper Stressreaktionen aus, vor allem Ihre in das Unterbewusstsein verdrängte Angst. Es ist ein Anliegen dieses Buches, Sie so gut informiert zu haben, dass Sie in Eigenverantwortung im Umgang mit sich selbst und Ihrer Krankheit Strategien entwickeln, die Ihnen helfen, die Angst durch Sachkenntnis und tatkräftiges Handeln zu verwandeln. Dazu gehört, dass Sie schulmedizinisches Wissen und Therapie durch ganzheitliche Aspekte ergänzen. Folgendes bleibt Ihnen **nicht** erspart:

- Regelmäßige augenärztliche Kontrollen (auch wenn der Druck gut reguliert scheint oder eine OP erfolgte).
- Regelmäßige Anwendung der Therapie (Augentropfen, etc.).
- Risikofaktoren ausschalten, d.h. beim Hausarzt oder Internisten nach Herz-Kreislauf-Erkrankungen oder Stoffwechselstörungen suchen und entsprechende Behandlung einleiten lassen.
- Vernünftige Lebensweise anstreben, d.h. gesunde Ernährung, evtl. Gewichtsreduktion, Sport.
- Stressoren erkennen und ausschalten oder reduzieren.
- Selbsterkenntnis anstreben (u.U. mit psychotherapeutischer Hilfe).
- Entspannungsmethoden nutzen, Loslassen lernen.

Wenn Sie lernen, die Geschicke Ihres Lebens und den Verlauf Ihrer Glaukomerkrankung eigenverantwortlich in die Hand zu nehmen, gilt für Sie ganz persönlich:

Keine Angst vor Grünem Star!

Danksagung

Dieses Buch hat eine lange Entwicklungsgeschichte, und deshalb verdanke ich vielen Menschen, dass sie direkt oder indirekt daran mitgewirkt haben.

Das fängt sozusagen vor etwa 40 Jahren an mit meinen ärztlichen und akademischen Lehrern, die mich schulmedizinisch ausbildeten. Eine Wende trat ein, als ich selbst mit Autogenem Training (AT) begann und die heilsame Wirkung am eigenen Leibe erfuhr. Diese Erfahrung für meine Augenpatienten zu nutzen, war mir dann ein Bedürfnis. So begann ich meine ersten wissenschaftlichen Studien mit AT bei Patienten mit Grünem Star. Meine damaligen AT-Gruppen bildeten anschließend eine Selbsthilfegruppe „die Glaukomiker" und setzten in Eigeninitiative die AT-Arbeit fort. Auch aus den späteren Studiengruppen mit Hypnose und Musikmedizin kamen wertvolle Kommentare, Kritiken, Hinweise und auch der Vorschlag für den Titel dieses Buches. Meinen Patienten verdanke ich also besonders viel, im gegenseitigen Geben und Nehmen haben wir uns bereichert.

Die Arbeit der letzten Jahre mit musiktherapeutischem Programm wurde von vielen Seiten unterstützt, gefördert und mitrealisiert. Dank eines mit 30.000 DM dotierten Förderpreises für Naturheilkunde der Continentale Versicherungsgruppe war es mir möglich, die für meine Forschung notwendigen Apparate zu kaufen. Meine Doktoranden halfen mir bei der Durchführung der wissenschaftlichen Studien. Die dem Buch beiliegende CD wurde in Marburg mit Hilfe des Musikers und Musiklehrers A. Schmidt-Jurinec und von I. Grabosch von klangwerk-marburg realisiert.

Dem Kollegen und Glaukomspezialisten Prof. Flammer aus Basel verdanke ich wertvolle Tipps, Anregungen und Leihgeräte. Bei der Realisation des Buches halfen mir:

1. Meine Kollegin aus Hannover Frau Dr. Gudrun Schwoerer. Ihr verdanke ich in diesem Buch den Beitrag zur Homöopathie.
2. Mitarbeiter der Augenklinik halfen bei den Forschungsprojekten und der Realisierung dieses Buches.
3. Großer Dank gilt Herrn Dr. M. Kraatz, der mit großem Engagement den Fehlerteufeln auf die Spur kam und auch kulturhistorische Anmerkungen überprüfte.
4. Besonderer Dank gilt dem KVC Verlag der Carstens-Stiftung, deren Geschäftsführung sich spontan bereit erklärte, dieses und *Das Andere Augenbuch* zu publizieren. Besonders die nun schon über viele Jahre erfolgreiche und gute Zusammenarbeit mit Frau Dr. Frühwald möchte ich sehr dankbar hervorheben. Sie hat mir mit Einfühlungsvermögen zu verstehen gegeben, dass ein Ratgeber für Patienten nicht gleichzeitig ein Lehrbuch für Augenärzte und Studenten sein sollte. Sie als Lektorin strich allzu wissenschaftliche und für Laien unverständliche Passagen heraus oder formulierte neu, was viel Arbeit bedeutete. So liegt nun in gemeinsamer Arbeit die 4. Auflage vor.

Adäquate Dankesworte zu finden für meine Familie ist unmöglich. Mein Mann förderte meine Arbeit stets durch wertvolle Anregungen und kritisches Hinterfragen. Er und unsere drei Kinder begleiteten mich mit großer Geduld, Rücksichtnahme und Liebe. Dank allen genannten und nicht genannten guten Helfern mit Hintergrund!

Literaturverzeichnis

Glaukom

Fechner, P. U.; Teichmann, K. D.: Medikamentöse Augentherapie. Grundlage und Praxis. Enke 2000

Flammer, J.: Glaukom. Ein Handbuch für Betroffene. Eine Einführung für Interessierte. Ein Nachschlagewerk für Eilige. Hans Huber, 2. Auflage 2009

Goodrich, J.: Natürlich besser sehen. VAK 2002

Hätscher-Rosenbauer, W.: Augenschule – Das Übungsbuch für gesunde Augen und klares Sehen. Eigenverlag 2009

Strempel, I.: Glaukom – mehr als ein Augenleiden: Handbuch für Patienten (Krankheitsbild und Begleiterkrankungen; konventionelle und ergänzende Therapien; Medikamente und Mikronährstoffe; Tipps für den Alltag). Heidelberg: Dr. R. Kaden Verlag (im Druck)

Entspannungsverfahren

Bongartz, W.; Bongartz, B.: Hypnosetherapie. Hogrefe 2000

Brenner, H.: Autogenes Training. Der Weg zur inneren Ruhe. Pabst Science Publishers 2002

Erickson M. H.; Rossi, E. L.: Hypnotherapie. Aufbau – Beispiele – Forschungen. Klett Cotta, 10. Auflage 2010

Hoffmann, B.: Handbuch Autogenes Training. dtv 2000

Kossak, H.-Ch.: Hypnose. Ein Lehrbuch für Psychotherapeuten und Ärzte. Mit Audio-CD. Beltz , 4. Auflage 2004

Schultz, H.: Das autogene Training. Thieme 1970

Strempel, I.: Autogenes Training und andere Entspannungsmethoden in der Augenheilkunde dargestellt am Beispiel des Glaukoms. Kaden, 2. Auflage 2006

Musikmedizin

Berendt, J. E.: Nada Brahma. Die Welt ist Klang. Rowohlt, 3. Auflage 2007

Decker-Voigt, H.-H.: Aus der Seele gespielt. Eine Einführung in die Musiktherapie. Goldmann Sachbuch 2000

Jourdain, R.: Das wohltemperierte Gehirn. Wie Musik im Kopf entsteht und wirkt. Spektrum Akad. Verlag 2001

Knauss, H.: Klänge für die Seele. Mit Tönen die persönliche Entwicklung fördern. VAK 2000

Kraus, W. (Hrsg.): Die Heilkraft der Musik. Einführung in die Musiktherapie. Beck, 3. Auflage 2011

Schroeder, V. C.: Musik. Spiegel der Seele. Einführung in die Musiktherapie. Junfermann 1999

Timmermann, T.: Musik als Weg. Das Er-Fahren des Seins mit dem Klang. PAN Verlag 1987

Wörterbuch

Adrenalin und Endothelin: körpereigene Botenstoffe (Hormone), die in Stresssituationen vermehrt produziert werden

Angina pectoris: schmerzhafte Verengung der Herzkranzgefäße, die zu einer mangelnden Durchblutung des Herzens führt

Arteriosklerose: Verengung der Arterien durch Ablagerungen, Verdickungen oder Umbau der Arterienwand

Autoregulation: Selbstregulation eines biologischen Systems
Hier: Fähigkeit der Netzhautgefäße, die Durchblutung auch bei Abfall des allgemeinen Blutdruckes im Körper ganz eigenständig zu regulieren

Autosuggestion: selbst herbeigeführte Beeinflussung und Veränderung des Bewusstseins

Betablocker: Substanzen, die die Wirkung der Stresshormone Noradrenalin und Adrenalin hemmen. Die Herzfrequenz wird gesenkt, die Pumpleistung vermindert. Somit sinkt auch der Blutdruck.

Chronisches Offenwinkelglaukom: fortschreitende Sehnervenerkrankung durch hohen Augeninnendruck und Mangeldurchblutung

EEG: Elektroenzephalogramm, Messung der Gehirnströme

Fluorophotometrie: Untersuchung der Funktionstüchtigkeit der Barrieren zwischen dem Blutgefäßsystem und dem Augeninneren (auch: Blut-Kammerwasser-Schranke)

freie Radikale und Radikalfänger: Freie Radikale sind Formen von Sauerstoff, die z. B. bei der Atmung im Körper entstehen. Sie sind eigentlich nützlich, da sie Mikroorganismen abwehren und Fremdsubstanzen abbauen. Wenn aber die Zahl der freien Radikale stark zunimmt (z. B. durch Umweltgifte, zu starke Sonneneinstrahlung), helfen sie den Giften sogar, sich im Körper auszubreiten. Freie Radikale sind vor allem für den Alterungsprozess zuständig, sie lassen die Zellen „rosten". Man vermutet außerdem, dass sie bei der Entstehung schwerer chronischer Erkrankungen (z. B. Krebs) eine Rolle spielen.

Als Schutzfunktion gegen den Angriff der freien Radikale auf die Körperzellen hat der Körper Substanzen zur Verfügung, die Radikalfänger oder Antioxidantien heißen. Radikalfänger kann man unterstützend zu sich nehmen, um gesund zu bleiben: Die wichtigsten sind Vitamin C, Vitamin E, Beta-Carotin, Zink, Selen und Glutathion. Auch Coenzym Q 10, Mariendistel, Curcumin oder Traubenkern-Extrakt schützen die Zellen.

Ganglienzellen: Nervenzellen
Glaukom: Grüner Star
Glaukom-Screening: Siebtest zur Früherkennung eines Glaukoms
Gonioskopie: Spiegelung des Kammerwinkels im vorderen Teil des Auges

Hämodynamik: Bewegung des Blutes im Gefäßsystem, z. B. Blutdruck und -volumen, Fließeigenschaft des Blutes etc.
Hautwiderstand: Der elektrische Widerstand der Haut ist u. a. abhängig von der seelischen Situation. Angstschweiß z. B. macht die Haut feuchter, was den elektrischen Widerstand herabsetzt. Entspannung geht dagegen mit einer Erhöhung des Hautwiderstandes einher.
Hg: Chemische Bezeichnung für Quecksilber, Blutdruck und Augendruck werden in mm auf einer Quecksilbersäule angegeben.
Hydrodynamik: Beschreibung der Bewegung der Flüssigkeiten (in der Medizin Körperflüssigkeiten wie Blut oder Kammerwasser) unter dem Einfluss verschiedener Faktoren

Intermittierend: zeitweise auftretend
intraokularer Druck: Augeninnendruck
Iridektomie: Irisausschneidung (zur Aufhebung des Kammerwinkelblocks im Glaukomanfall)
Iris: Regenbogenhaut

Juveniles Glaukom: Form des Glaukoms, bei der der Kammerwinkel von Geburt an nicht genügend ausgebildet ist. Da das Schwammwerk zunächst noch genügend Kammerwasser aufsaugt, kommt es erst im jugendlichen Alter zu einem behandlungsbedürftigen Druckanstieg.

Kalziumantagonisten: Substanzen, die den Einstrom von Kalzium in die Zellen bremsen und eine positive Wirkung auf die Gefäßmuskulatur im Auge und die Herzkranzgefäße haben. Bei der An- und Entspannung der Muskeln spielt Kalzium eine wichtige Rolle. Kalziumantagonisten werden zur Blutdrucksenkung eingesetzt.
Katarakt: Grauer Star

Makula: Stelle des schärfsten Sehens in der Netzhautmitte
Myopie: Kurzsichtigkeit

Normaldruckglaukom: Glaukomform, bei der trotz niedrigen Augeninnendruckwerten Schädigungen des Sehnervs auftreten
Nervus opticus: Sehnerv

Okuläre Hypertension: erhöhter Augeninnendruck ohne entsprechende Schädigungen
Ophthalmologie: Augenheilkunde
Opticusneuropathie: Erkrankung des Sehnervs

Pachymetrie: Hornhautdickemessung
Parasympathikus: Teil des vegetativen/autnomen Nervensystems. Er regelt z. B. die Verdauung und die Verengung der Pupille. Der Parasympathikus ist quasi ein Gegenspieler des Sympathikus (s.u.). Der Parasympathikus ist in der Ruhe, der Sympathikus bei Anspannung aktiv.
Psychosomatik: Krankheitslehre, bei der die Auswirkungen von geistigen (psychischen) Einflüssen auf körperliche (somatische) Beschwerden untersucht werden
Pupille: Sehöffnung in der Mitte der Iris

Retina: Netzhaut
retinale Ganglienzellen: Nervenzellen der Netzhaut

Schlemm'scher Kanal: im Kammerwinkel gelegenes Sammelrohr, durch das das Kammerwasser abfließt

Sehnervenkopf: Teil des Sehnervs, der zum Augeninneren gehört

Sklera: Lederhaut, weißes Stützgewebe des Auges, das für die runde Form sorgt

Stoffwechsel: Die Funktionen des menschlichen Körpers beruhen auf chemischen Reaktionen. Dabei werden ständig Stoffe aufgenommen (z. B. über die Nahrung oder die Atmung), sie werden abgebaut, umgewandelt oder ausgeschieden. Die Gesamtheit dieser Vorgänge nennt man Stoffwechsel.

Suggestion: Beeinflussung und Veränderung des Bewusstseins, meist durch Worte oder Gesten eines Anderen

Sympathikus: Teil des vegetativen/autnomen Nervensystems. Er ist bei der Steigerung des Blutdrucks und des Herzschlages aktiviert. Der Sympathikus ist ein Gegenspieler des Parasympathikus. Der Parasympathikus ist in der Ruhe, der Sympathikus bei Anspannung aktiv.

Tinnitus: Ohrgeräusche

Tonometrie: Verfahren zur Messung des Augeninnendruckes. Dabei wird die Hornhaut mit einem Messinstrument (nach örtlicher Betäubung) oder mit Hilfe eines Luftimpulses auf ein bestimmtes Maß abgeflacht. Die dazu nötige Kraft wird auf einer Quecksilberskala in Millimeterstrichen angegeben und ergibt den momentanen Augeninnendruck.

Trabekelwerk auch: Schwammwerk oder Maschenwerk, Teil des Kammerwinkels, durch den das Kammerwasser aufgesaugt bzw. abgeleitet wird

Uvea: Aderhaut oder Gefäßhaut, sorgt für die Durchblutung und Ernährung des Auges.

Vasospasmus: Verkrampfung der Blutgefäße, die z. B. durch Erregung oder lokale Einflüsse (z. B. Kälte) ausgelöst werden. Häufig findet man keine konkrete Ursache. Patienten mit vasospastischem Syndrom leiden unter kalten Händen und Füßen und unter einer schlechten Augendurchblutung. Die Endothelinspiegel im Blut sind erhöht.

vegetatives Nervensystem: auch: autonomes Nervensystem. Die Regelung dieses Systems läuft weitgehend unbewusst und quasi selbständig ab. Vom vegetativen Nervensystem werden lebenswichtige Funktionen wie z. B. Atmung, Kreislauf, Stoffwechsel und Wasserhaushalt gesteuert.

Visualisierung: mit den „inneren Augen" sehen, also sich etwas vorstellen

Winkelblockglaukom: Form des Glaukoms, bei der der Kammerwinkel verengt ist, wodurch es zu einem Glaukomanfall kommen kann

Ziliarkörper: auch: Strahlenkranz. Der Ziliarkörper hat zwei Funktionen: Bildung des Kammerwassers und Regelung der Brechkraft der Linse.

Zonulafasern: Aufhängeapparat der Linse

Adressen

Gesellschaft für ganzheitliche Augenheilkunde e. V.
Hospitalst. 89, 7877 Wertheim
www.ophthalmologie.de

Initiative Auge e. V.
Untere Brauhausstraße 3, 90518 Altdorf
www.initiative-auge.de

Initiativkreis zur Glaukomfrüherkennung e. V.
www.glaukom.de

Berufsverband der Augenärzte Deutschlands e. V. (BVA)
Tersteegenstr. 12, 40474 Düsseldorf
www.augeninfo.de

Low Vision-Stiftung GmbH
Ohmstraße 7, 97076 Würzburg
www.lowvision-stiftung.de

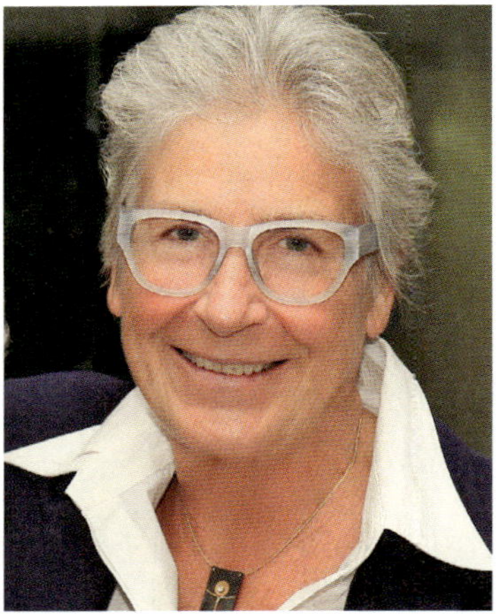

Die Autorin

Prof. Dr. med. Ilse Strempel lebt mit ihrem Mann, dem Privatdozenten und Hautarzt Dr. Strempel, in Marburg an der Lahn. Ihre drei erwachsenen Kinder sind inzwischen außer Haus. Sie wuchs in Paderborn auf, machte dort ihr Abitur und begann dann ein Psychologie-Studium in Marburg. Recht bald wechselte sie zu ihrem eigentlichen Wunschstudium der Medizin und machte ihr Staatsexamen in Düsseldorf.

Zurückgekehrt nach Marburg, begann ihre augenärztliche Laufbahn: Facharztausbildung, Oberärztin, Privatdozentin, schließlich seit 1987 Professorin. Über Jahrzehnte war sie stellvertretende Direktorin der Universitäts-Augenklinik Marburg. Schon früh begann sie, sich besonders für das Krankheitsbild Glaukom zu interessieren.

Ilse Strempels Film „Das akute Glaukom" gewann 1982 die Grand-Prix-Medaille der Medikinale international. Außerdem war sie auch an den Forschungen zur Einführung der Betablocker in die Glaukomtherapie eingebunden. Ihre persönlichen Erfahrungen mit Autogenem Training veranlassten sie schließlich, wissenschaftliche Forschungen über die Wirkung dieser Methode bei Glaukompatienten durchzuführen. Ihr mit dem Psychologen Priv.-Doz. Dr. G. Kaluza geschriebenes Buch *Autogenes Training in der Augenheilkunde* (Kaden-Verlag) wurde 1998 mit dem Continentale Förderpreis für Naturheilkunde ausgezeichnet. Das Buch wurde inzwischen in alleiniger Autorenschaft von I. Stempel neu aufgelegt.

Der mit 30.000 DM dotierte Preis eröffnete ihr die finanziellen Möglichkeiten für weitere „ganzheitliche" Forschungen. Es folgte ein Hypnoseforschungsprojekt und anschließend die Entwicklung eines musiktherapeutischen Programms für Augenpatienten, dessen Effektivität sie vielfach wissenschaftlich beweisen konnte. Sie ist Mitglied im Arbeitskreis „Psychosomatik in der Augenheilkunde" des Berufsverbandes der deutschen Augenärzte. Sie ist Gründungsmitglied der Gesellschaft für ganzheitliche Augenheilkunde.

Es ist ihr immer ein besonderes Anliegen gewesen, einen Patienten nicht nur als Augenkranken wahrzunehmen und ausschließlich wissenschaftlich schulmedizinisch zu behandeln, sondern seine psychodynamischen Hintergründe zu erfahren und Krankheit als Sprache der Seele zu verstehen. Aus diesem Bedürfnis heraus entstand auch *Das Andere Augenbuch* (KVC Verlag, 2. Auflage 2011), das besonders auf die körperlich-seelischen Aspekte von Krankheit und insbesondere Augenkrankheiten eingeht.

Aus der Erfahrung heraus, dass viele Kollegen im anstrengenden Praxisalltag keine Zeit haben, ihre Glaukompatienten umfassend darüber aufzuklären, dass das Glaukom nicht nur eine Augenkrankheit ist und welche Zusammenhänge zu anderen körperlichen Krankheiten bestehen, deren Mitbehandlung äußerst wichtig ist, schrieb sie ein Nachschlagewerk: *Glaukom – mehr als ein Augenleiden.* Darin sind auch sehr viele Tipps für den Alltag enthalten, z. B. zu Ernährung, Sport, Reisen u.v.m. Eine Neuauflage erscheint 2013 im Kaden Verlag.

In ihrer Freizeit beschäftigt sich Ilse Strempel mit ihrer Familie, mit Lesen, Musik hören, Schwimmen und reisen. Derzeit arbeitet sie weiter im Rahmen einer Privatpraxis in der Universitäts-Augenklinik Marburg. Im Jahr 2012 verlieh ihr Bundespräsident Joachim Gauck das Bundesverdienstkreuz.

CD Vita Musica 2

Text, Konzeption und Realisation:	Prof. Dr. Ilse Strempel
Musikalische Gestaltung (Komposition, Bearbeitung und Einspielung der Instrumente):	Achim Breinl (ehem. Schmidt-Jurinec), Vita Musica
Tontechnik, Schnitt und Geräusche:	Stefan Waldeck
Tontechnik Sprache, CD-Mastering:	Ito Grabosch, klangwerk-marburg
Sprecherin:	Barbara Schwarz
Sprecher:	Michael Fischer
Instrumente:	
Gitarre:	Philipp Tubandt
Kontrabass:	Norbert Fischer
Klavier (pièce en forme de Haberna):	Claudia Breinl
Flöte, Klarinette, Saxophon, Klavier:	Achim Breinl (ehem. Schmidt-Jurinec)

www.vitamusica.de
www.klangwerk-marburg.de
strempel@med-uni-marburg.de

Die Erkenntnisse über binaurikulare Wirkungen waren Grundlage für die Konzeption dieser CD. Die Sinustöne wurden hier als wichtiger Bestandteil der Komposition integriert (tonal als „Orgelpunkt").
Ein Anteil der hinzugefügten binaurikularen Schwingungen werden bei Mono-Subwoofer-Systemen zu schwingenden Monosignalen und verlieren dadurch einen Teil ihrer Wirkung. Sofern die Möglichkeit besteht, wird deshalb empfohlen, den Subwoofer (besonderer Basslautsprecher für tiefe Frequenzen im Bereich von 20–100 Hz) abzuschalten.

Abhörhinweise

Um die volle Wirkung des musiktherapeutischen Programms zu erfahren, folgende Empfehlungen:

- Man sollte möglichst eine Vorstellung der anatomischen Strukturen des Auges haben, auch verstanden haben, wo das Kammerwasser produziert wird, wie es weiterfließt und wo es durch die Kanälchen wieder ausströmt. Auch ist es wichtig, das Aussehen des Sehnervs mit seinen Gefäßen zu kennen.
- Anfangs sollte man unbedingt hauptsächlich die lange Version hören, möglichst 1 x täglich. Dann erfolgt allmählich als Lerneffekt eine „Bahnung" im Gehirn, und die Wirkung tritt zunehmend schneller und effektiver ein. Wie schnell, ist allerdings individuell verschieden, bei manchen Patienten reicht eventuell zehnmaliges Hören, andere brauchen viel mehr.
- Wenn Sie selbst das Gefühl haben, die 1. Version (Sprachversion) ausreichend gut, quasi „auswendig" zu kennen, reicht das Auffrischungsprogramm der 2. Version (Musikversion mit wenig Text).
- Wenn Sie dann richtig geübt sind und die 2. Version oft genug gehört haben, reicht es, die 3. Version (Kurzversion für Geübte) zu hören.
- Durch die vorherige Bahnung („konditioniertes Lernen") reicht dem Gehirn jetzt dieser kurze Anstoß, um im Körper dieselben Reaktionen auszulösen.
- Wer mag, kann zu Beginn auch alle drei Versionen nacheinander hören.
- Beim Überspielen auf andere Medien (z. B. MP3 Player etc.) ist es wichtig, dass die Kopfhörer qualitativ so gut sind, dass sie die binauralen Schwingungen übertragen können (40 Hz–18.000 Hz sollte der Frequenzbereich sein, den der Kopfhörer übertragen kann).
- Bei Kopfhörerbetrieb sollten linke und rechte Seite nicht vertauscht werden.
- Die Wirkung der binaurikularen Schwingungen ist exakt in der Mitte der Stereo-Lautsprecher am präzisesten. Die Schwingungen sind nur bei besonders leisen Musikpassagen kurz wahrnehmbar. Ihre Wirkung erstreckt sich dennoch über die volle Länge des Programms.
- Nach dem konzentrierten Hören der 1. und 2. Version wird empfohlen, eine Stunde lang nicht aktiv am Straßenverkehr teilzunehmen oder möglicherweise gefährliche Maschinen zu bedienen.

Inhalte der CD

Auf der CD befinden sich drei verschieden lange Versionen. In jeder Version wurden Indices (Schnittstellen) gesetzt, so dass Sie die Möglichkeit haben, einzelne Abschnitte zu wiederholen oder wahlweise auch zu überspringen.

Sprachversion (30 Minuten)

0.00	Beginn der Reise
5.20	Anspannung – Entspannung
7.02	Atemübung, Muskelübungen
10.50	Ruheübung
15.09	Innere Bilder
17.47	Traumbilder
24.12	Sehnervenscheibe, Sonnenstrahlen
27.19	Heilung
27.52	Beginn der Rückreise

Musikversion mit wenig Text (6 Minuten)

30.26	Beginn der Musikversion
35.49	Rückweg

Kurzversion für Geübte (4 Minuten)

37.15	Beginn der Kurzversion für Geübte
39.54	Beginn des Rückweges
41.31	Aufwachen

Die Buchreihe Naturheilkunde fundiert

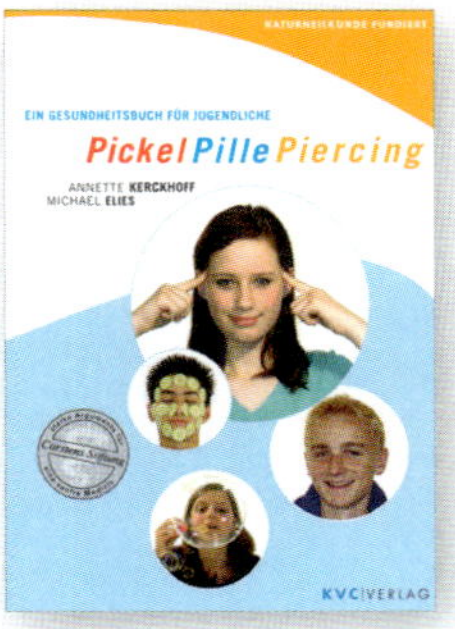

A. Kerckhoff, M. Elies
Pickel Pille Piercing – *Ein Gesundheitsbuch für Jugendliche.* 2006, 309 Seiten

M. Müller-Stahl
Natürlich zu Fuß – *Gesund unterwegs im Alltag und beim Wandern.* 2008, 188 Seiten

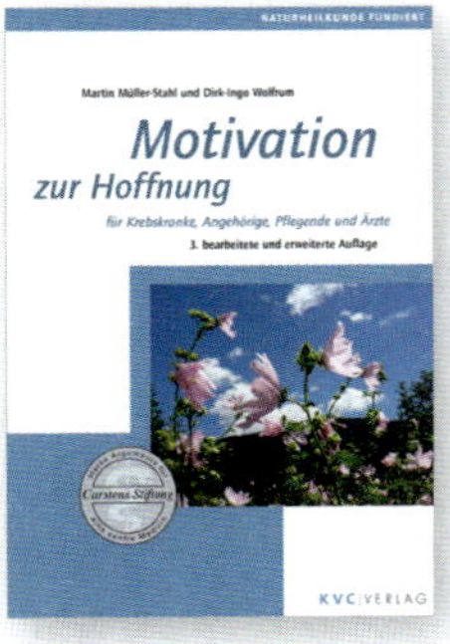

M. Müller-Stahl, D.-I. Wolfrum
Motivation zur Hoffnung, *für Krebskranke, Angehörige, Pflegende und Ärzte.* 2013, 3. Auflage, 301 Seiten

A. Paul, Andreas Michalsen (Hrsg.)
Natürlich herzgesund – *Ein Ratgeber für Menschen mit koronarer Herzkrankheit.* 2008, 195 Seiten

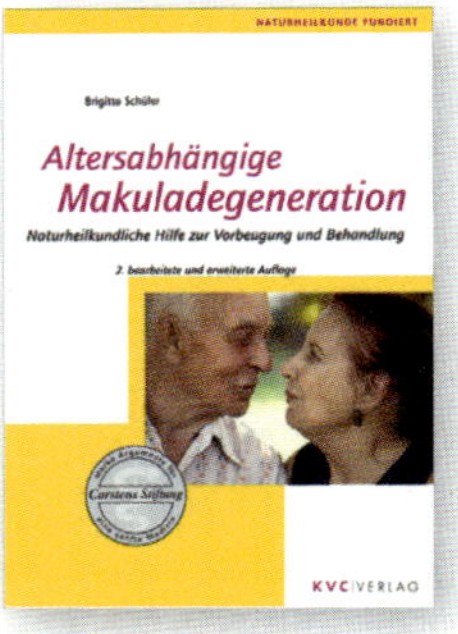

B. Schüler
Altersabhängige Makuladegeneration – *Naturheilkundliche Hilfe zur Vorbeugung und Behandlung.* 2009, 2. Auflage, 237 Seiten

I. Strempel
Das andere Augenbuch. Seele und Sehen – *ein Leitfaden für Betroffene.* 2, überarbeitete Auflage 2011, 358 Seiten

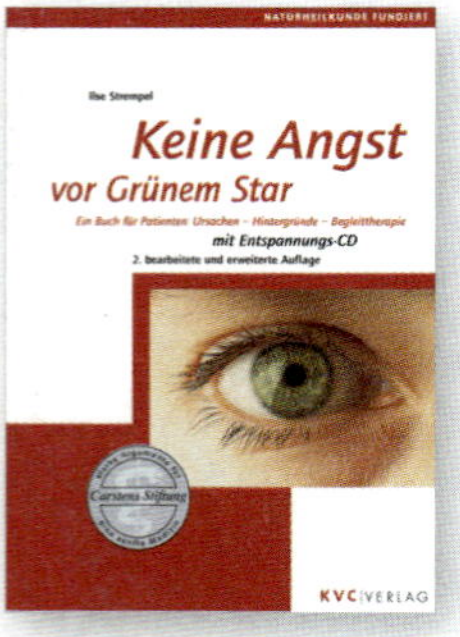

I. Strempel
Keine Angst vor Grünem Star. *Ein Buch für Patienten: Ursachen – Hintergründe – Begleittherapie, mit Entspannungs-CD.* 2013, 4. Auflage, 202 Seiten

M. Teut, B. Maul, Th. Rampp, F. Sulistyo
Das KinderWunschBuch – *IVF, Naturheilkunde, Homöopathie und TCM bei unerfülltem Kinderwunsch.* 2008, 2. Auflage, 247 Seiten